オーウェン・"バガ"・フォレスター［監修］
ロスクスリー・ビーニー・ゲイル［著］
鈴木功次郎［訳］

The Birth Of
The Lymphatic System

# リンパティック・システムの誕生

今日の話題社

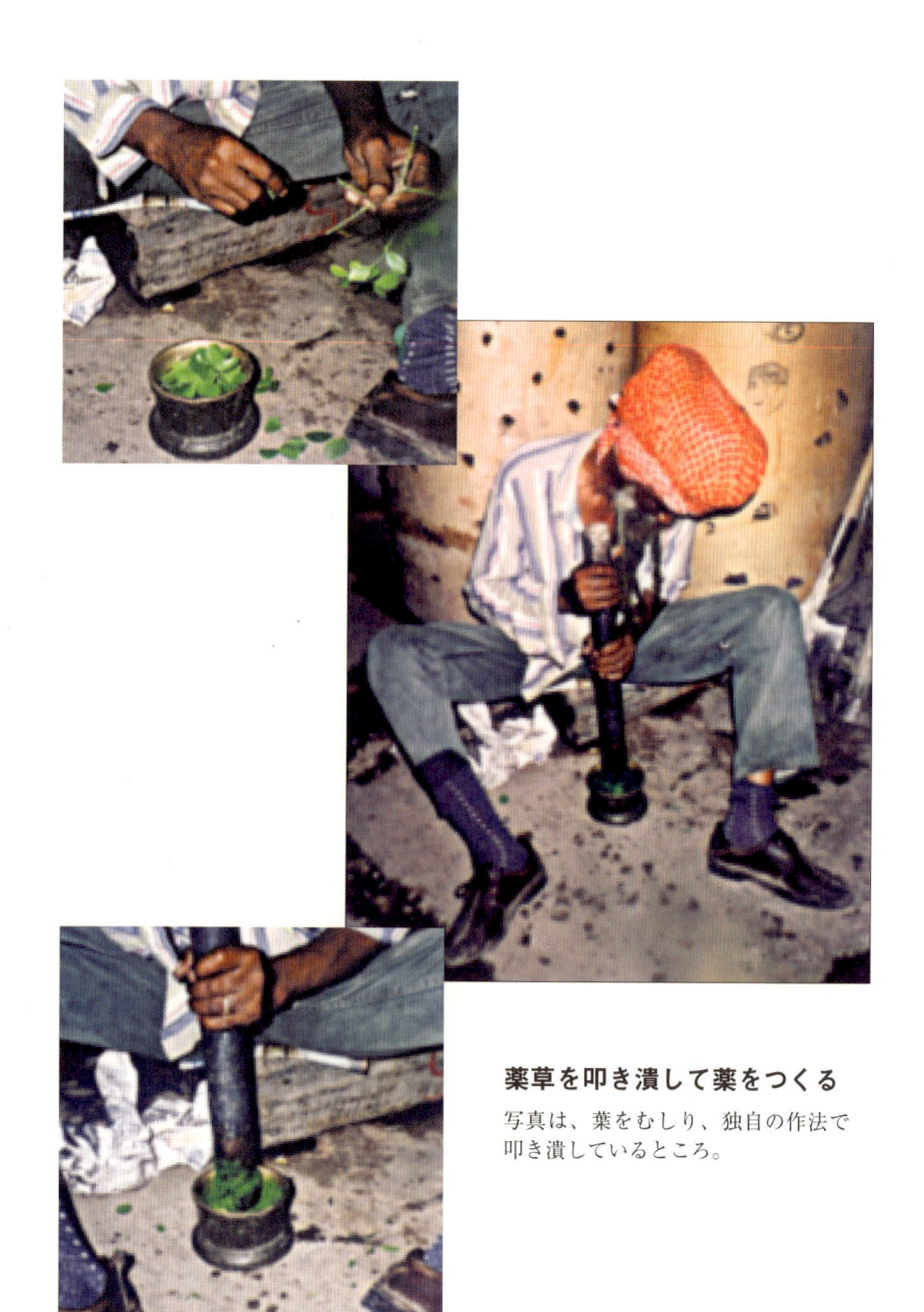

**薬草を叩き潰して薬をつくる**
写真は、葉をむしり、独自の作法で叩き潰しているところ。

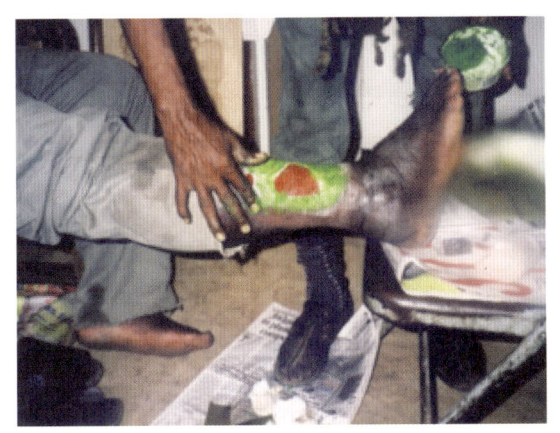

## 薬草で治療する

写真は、バガのところへ治療に来た男性の足で、壊疽を患っている。バガは写真左回りの手順で処置をする。

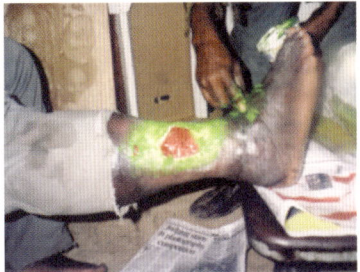

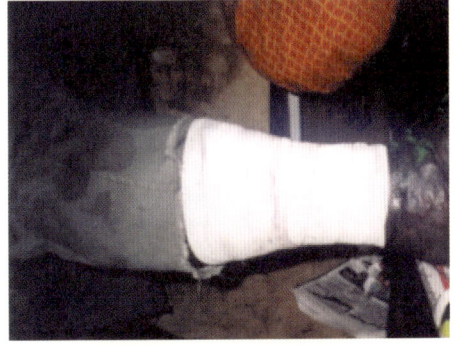

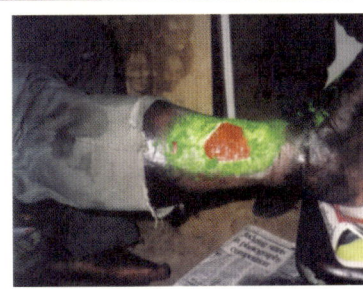

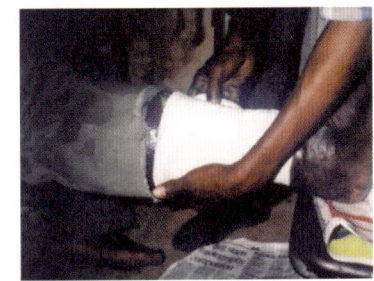

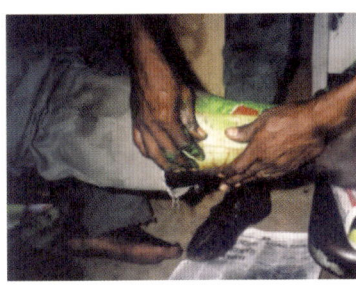

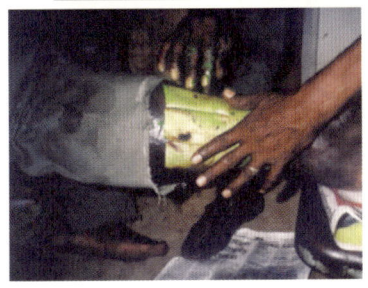

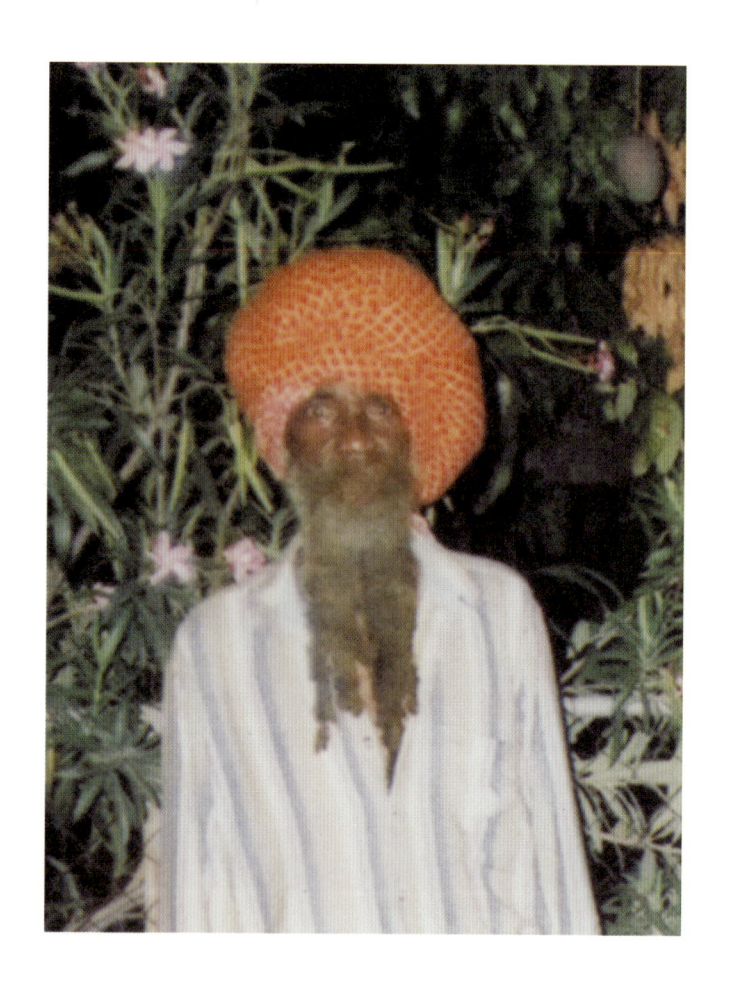

オーウェン・"バガ"・フォレスター
訳者がジャマイカ滞在を終えて帰国する別れ際に撮った写真。

## リンパティック・システムの誕生　　目　次

　**皇帝陛下の演説　──本組織の目的──**　8

　　『リンパティックス：生命の3つの川』より……………………9
　　　　a．概念
　　　　b．方法
　　　　c．結論

　**皇帝陛下の演説　──公衆衛生について──**　17

1．序　文………………………………………………………18

2．リンパティック・システム序説……………………………22
　　　　a．リンパティック・システムとは何か？
　　　　b．9つの入り口
　　　　c．リンパティックは運搬役

3．リンパティック・システムの障害となるもの………………39
　　　　a．第1段階
　　　　b．第2段階
　　　　c．第3段階
　　　　d．第4段階

4．リンパ節……………………………………………………43

　**皇帝陛下の演説　──心と手──**　44

5．バガを見習って……………………………………………45

6．オーウェン・"バガ"・フォレスターとのインタビュー……49

7．リンパティック・システムの機能不全………………………52

　**皇帝陛下の演説　──人間の可能性──**　55

本書に含まれる情報は、本書の発行人が行った広範な研究に基づき、同人の見解として表明される。この情報がめざしているのは、リンパティック・システムについて教え導くことである。リンパティックに関する助言がほしい人は、ぜひオーウェン・"ドクター・バガ"・フォレスターまで連絡していただきたい。

**HAWAH HERBAL RESEARCH CO.LTD.**
25 Montgomery Avenue, Kingston 10
Jamaica, West Indies

## THE BIRTH OF THE LYMPHATIC SYSTEM

By
Owen "Bagga" Forrester

Written by
Losksley Beanny Gayle

**HAWAH BUSINESS AND PUBLISHING HOUSE**
Publishers Group
Copyright January 2000

皇帝陛下のご生誕以来のスピリチュアルなガイドに感謝を捧ぐ


謝辞

　ドクター・バガの40年にわたるリンパティック・システムの研究に対し、感謝する。また、JAH（ジャー）と、HAWAH（ハワ） HERBAL（ハーバル） RESEARCH（リサーチ）を年来支援してくださってきた皆様に、特別の謝意を表する。


JAHに祝福あれ

飢えたる者には食物を
病みたる者には栄養を
幼き者には世話を
老いたる者には保護を
裸の者には着るものを

ハイレ・セラシエⅠ世皇帝陛下のお力によって

## 皇帝陛下の演説 ——本組織の目的——

　本組織の目的は、その本質において、"人種、宗教、政治的信条、経済的・社会的地位に関係なく"、すべての人々に対し"手に入れることのできる限りで最高の水準の健康"を確保することにあります。

　周知のように、病は、人類にとって最悪の敵のひとつです。しかし、今世紀、医学分野においては長足の進歩がみられたため、人類は、もはやあらゆる種類の病気から逃れられない犠牲者ではなくなりました。今日、私たち人類には、ルイ・パスツール、アレクサンダー・フレミング卿、コンラッド・レントゲンといった人々の研究を受け継いだ医学の生み出す知識があります。これらの人々は、人類から病気という災いを取り除くためにそれぞれの人生を捧げたのです。

　本組織は、加盟国に対して、それぞれの国が保健衛生政策を計画したり、作ったりするのを助けていますが、これによって、病気で苦しむ人たちに、医学の恩恵をもたらす助けをするものです。これは、本組織が助言や、技術的・物質的援助を与えている個々の国々にとって計り知れない価値があるだけでなく、広い世界全体にとっても価値があります。

　なぜなら、移動手段が発達した現代においては、地球はせまくなり、そのため、ある国で伝染病がはやることは、他の国々にとっても危険なのです。だから、どの国も、世界保健機構が決めた国際的な保健衛生基準を満たす必要があるのです。

# 『リンパティックス:生命の3つの川』より

オーウェン・"バガ"・フォレスター著
(1996年8月23日イギリス、ロンドンにてドミニク・A・ギセズが筆写・翻訳)

　身体の3つのリンパティック・システムについて、そして身体の"自然治癒力"をいかにして活性化できるかについての思索と瞑想。
　ジャマイカのラスタファリアンにして植物学者、治療家であるオーウェン・"バガ"・フォレスターが、30年間にわたって従事してきた応用開発研究に基づく。
　なお、"リンパティック"という用語を含め版権はすべてオーウェン・"バガ"・フォレスターに帰属する。

## 概　要

【LYMPH】(リンフと発音する)[名詞]
生物学用語:やや黄色みを帯びた透明な液体、主として血漿と白血球細胞からなり、身体組織から排出され、リンパ管に集められる。
　関連語:【LYMPHATIC】[形容詞](ラテン語LYMPHA=「水」)
(ハイネマン英語辞典)


　ラスタファリアン、植物学者、そして治療家であるオーウェン・"バガ"・フォレスターは、58歳にして、"生命の3つの川"すなわち"リンパティックス"を通じて、人体がどのように機能し、どのように自分の力で治癒するかについて有機的な理解に達した。彼は、公式医学の訓練

からの"恩恵"(あるいは負荷)を受けることなく、しかしジャマイカやアメリカ、日本で、30年間にわたり、治療家としてまた植物学者として、自分自身を人体実験の材料にして、この概念の研究開発を進めた。

　本論文により、"リンパティックス"の名称と内容の両方について"著作権"が確立され、"在来医療"か"代替医療"かを問わず、国際的な医学界全体で議論が巻き起こることを希望する。

　"なによりもまず"言っておかねばならないのは、バガは、医学や治療法、薬学上のさまざまな理論に基づくすぐれた業績や治療法を取りあげてしまおうというのではなく、ただ"生命の3つの川"すなわち"リンパティックス"という概念によって、健康であるために必要なのに、まだ知られていない空白を埋めて、身体がもともと備えている癒しの基盤の神秘を解明したいと考えているのである。

　付属の手書き文書は、オーウェン・"バガ"・フォレスターが自分で描いた解剖図のコピーである。

　できるだけ解剖学の用語を使うようにはしたが、研究と概念化の"有機的"前提のゆえに限界があるので、より技術的な関心を持つ方々には、寛恕をお願いする次第である。

## a．概　念

　基礎となる考え：中心の"消化"リンパティック・システムと、それぞれ独立しているが互いに助け合って機能する2つのリンパティック・システムが存在する。1つは身体の左側に、もう1つは右側にある(図1)。

　これら3つの"川"(リンパティックス)は、"臍"を起点とし、一体となって機能しながら身体活動のうちの"生殖""免疫""膵臓"をつかさどっている。オーウェン・"バガ"・フォレスターが提示した概念は、これら"生命の3つの川"の理解に基づき、健康状態を左右する咀嚼・

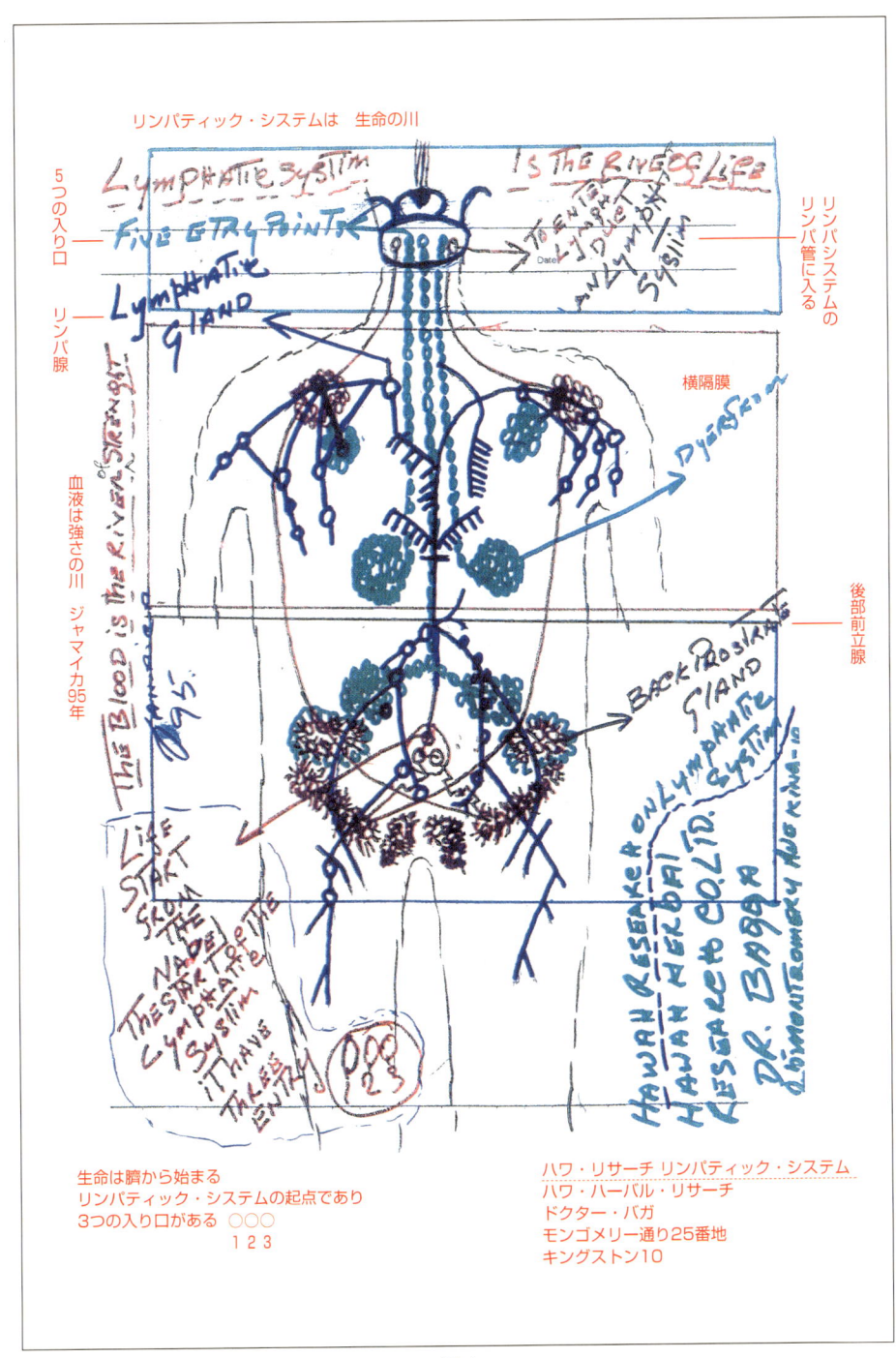

リンパティック・システムは 生命の川

5つの入り口

リンパ腺

血液は強さの川 ジャマイカ95年

横隔膜

後部前立腺

リンパシステムのリンパ管に入る

生命は臍から始まる
リンパティック・システムの起点であり
3つの入り口がある ○○○
　　　　　　　　　1 2 3

ハワ・リサーチ リンパティック・システム
ハワ・ハーバル・リサーチ
ドクター・バガ
モンゴメリー通り25番地
キングストン10

図1

嚥下の習慣、呼吸法、食物・水の摂取、リンパ体操で、3つのリンパティックスを"酸素"がどれだけ流れるかによって違ってくるということである。

### b．方　法

(1) 咀嚼・嚥下の習慣：バガが、診断にあたって、まず確かめるのは、その患者が、口のどちら側でものを噛み、飲み込んでいるかということである。これは、患者が立っている時の身体の状態を外部から観察した結果（肩の傾斜、顔や身体のどちら側が発達しているか、など）と、1パイントの水を飲ませてみて腹部のどちら側に感じるか、とを合わせて判定する。この分析によって、バガは、リンパティック・システムのどこに"障害"や"妨害"が起きているのかを確定することができる。これは、バランスを回復する過程の準備段階である。

(2) 呼吸法：ある人が、どのように呼吸しているかもまた重視される。ある種の"呼吸の仕方"をしていると、酸素を最大限に取り込むことができないからである。バガが勧めるのは、両方の鼻孔を通して、大げさに息を吸い込み吐き出す呼吸法である。平均6週間の治療期間の間、朝一番にこの呼吸法をやり、夜、一日の最後にもこれを実行する。これも、バランスを回復する過程の準備段階の一部である。

(3) 食物・水の摂取：食事が及ぼす影響は、医療やこれを補う健康管理の世界で、多く語られているが、その割にはあまり理解されていない。真剣に健康をめざす計画を立てようとするのなら、赤身の肉や乳製品は、いっさい排除すべきである。これらはリンパの流れを邪魔するもとになり、しかも消化されにくいからである。バガの概念におけるカギのひとつは、身体に5つあるエネルギーの中心――"甘さ""酸っぱさ""しょっぱさ""辛さ""苦さ"――の果たす役割で、このうち"苦さ"

は、リンパティック・システムを活性化させる（図2）。

　長年にわたる研究と治療の結果、バガが得た結論は、"苦さ"のようなある種の"味覚・風味"が欠けると、"生命の3つの川"に、身体がもともと備えている"治癒力"を発揮させるのに必要な勢いがなくなってしまう、ということだった。どんなに軽症の患者に対しても、ジャマイカのキングストンにあるハワ・ハーバル・リサーチで、オーウェン・"バガ"・フォレスターが開発した、薬草を使った特製の治療薬・強壮剤を与えることは、治療の一部として必要不可欠である。

　天候と活動状況によるが、室温の水を、規則的にかつ豊富に、1日8パイントまで摂取しなければならない。これは、水から分解された酸素が必要であるのと、身体の酸素供給のバランスをつかさどる9つからなる"一飲み"のグループを開放・活性化させるために、とくに重要である（図3）。

　(4) リンパ体操：この体操は、独自に考案されたストレッチング、屈伸運動からなり、これによって、"自由上昇"と"生命の3つの川"の活性化を図る。これもまた、バランスを回復する過程の準備段階で、6週間にわたる治療プログラムの一部である。

　(5) バランス回復過程：バランスを回復する過程の準備段階では、上記の全部を、次のような順序で組み合わせて行う。まず最初に、リンパ体操をしながら（腕は外側に向かって伸ばし）、頭を左右それぞれに傾けて、のどの左右両側で"ビターズ"を飲む。

　次に左右の鼻孔を使った呼吸運動をし、最後に9つからなる"一飲み"のグループを開放・活性化させる"試験用"として1パイントの水を飲む。

図2

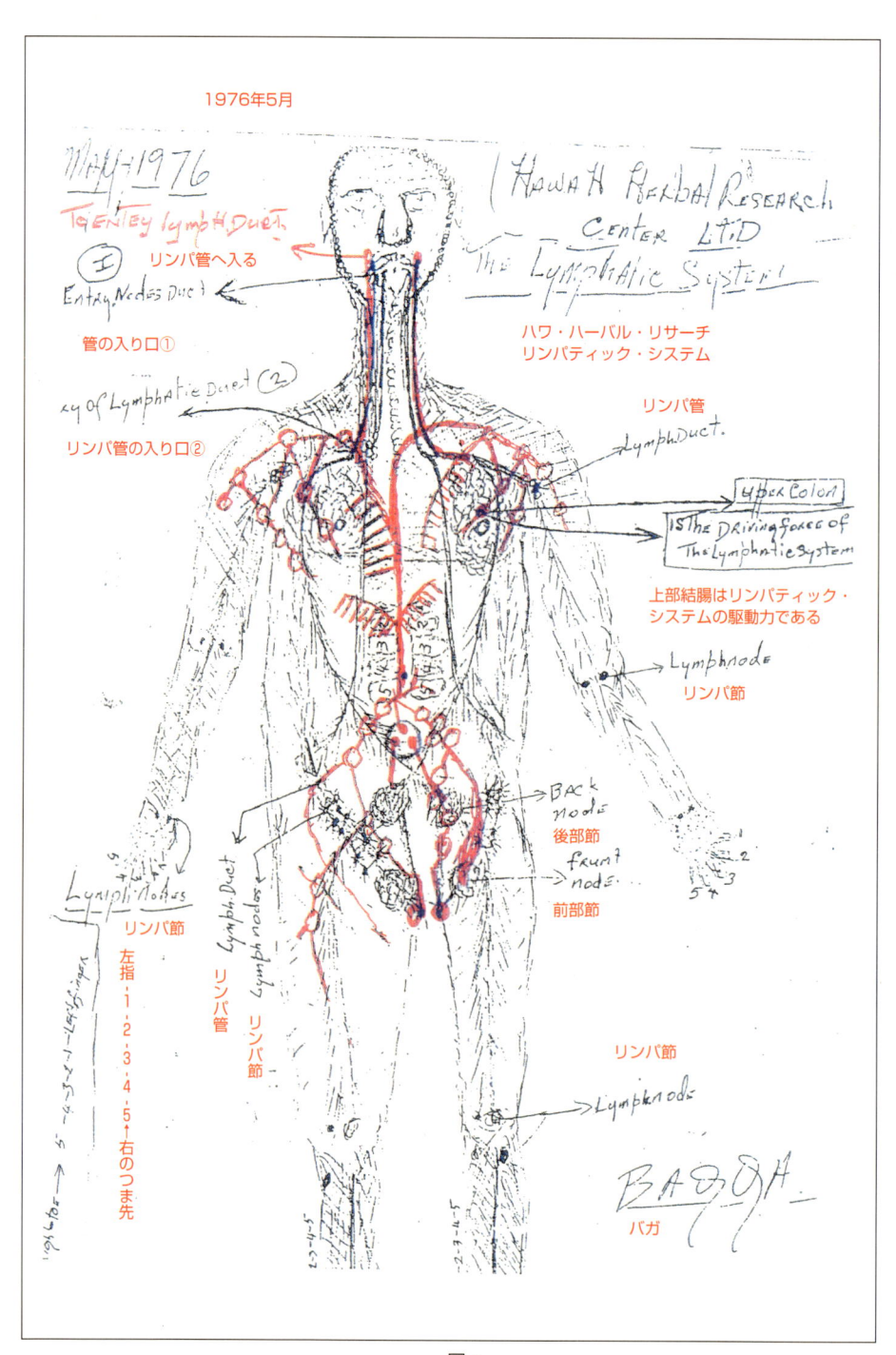

## c. 結　論

　植物学者、治療家としての30年間の実践の中で、オーウェン・"バガ"・フォレスターは、自分の概念に基づいて、関節炎、糖尿病、壊疽、ぜんそく、白血病、卵巣がん、さらには初期段階のエイズといったさまざまな病気の治療で、めざましい成功を収めた。

　日本とアメリカで講演し、インタビューに応じた結果、身体が自身で備えている治癒力を引き出す、という簡単で、常識にかなった、実際的なバガのアプローチへの関心が高まっている。ここで示されているのは、バガを激励しようという気運であり、少なくとも"疑わしきは罰せず"の精神で見守ろう、というものだ。

　この傑出した人物、オーウェン・"バガ"・フォレスターには、ある野心的な夢がある。それはジャマイカに本拠を置き、国際的な治療のためのホテル・診療所であり、訓練所、研究所、開発農場である"リンパティック・センター"の夢である。究極の目標は、あまりにも理想主義的かも知れないが、これが実現すれば驚異的だ……。自然からの贈り物を利用し、自らをシンプルな方法で癒すことで、人々が健康になる世界。

ハワ・ハーバル・リサーチ
人体の循環の正しい道筋

70 HAWAH. HERBAL RESEARCH CENTRE
The Right Way For Circulation of
The Body

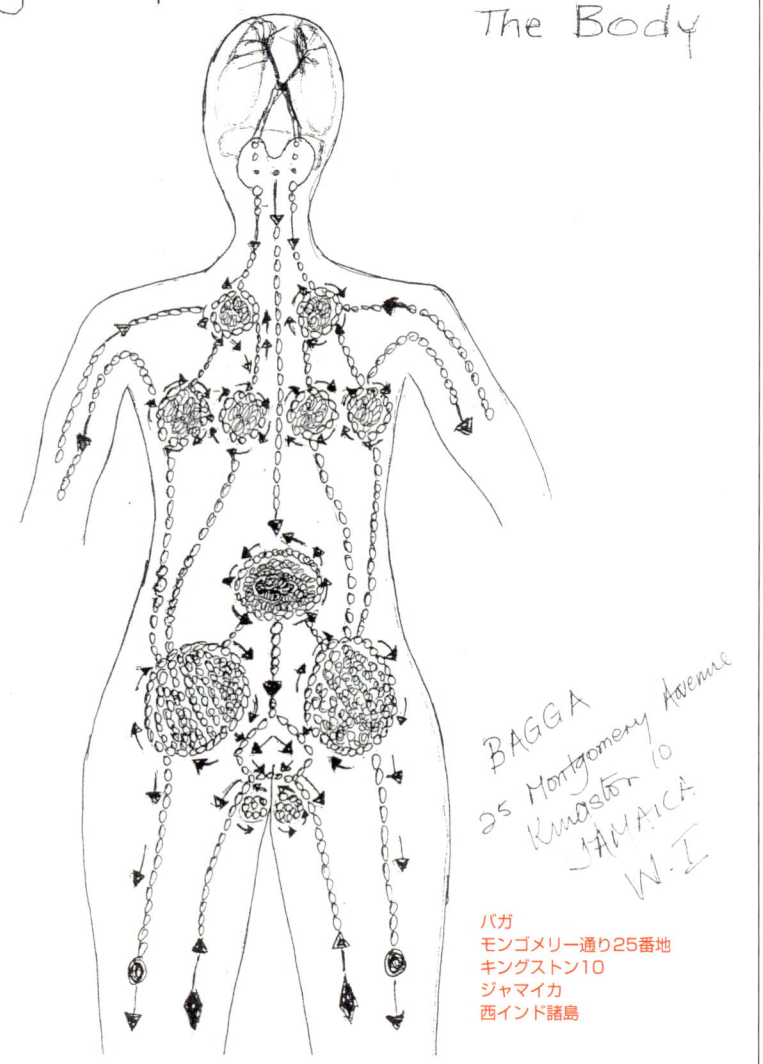

BAGGA
25 Montgomery Avenue
Kingston 10
JAMAICA
W.I

バガ
モンゴメリー通り25番地
キングストン10
ジャマイカ
西インド諸島

図3

## 皇帝陛下の演説 ——公衆衛生について——

　私たちの国において、公衆衛生の水準を引き上げることは、国の計画の中で重要かつ優先的な位置を占めています。私たちは、私たちの国が平和的に成長し発展するための準備をしてきました。

　生活条件を改善することによって、現世代だけでなく、将来の世代にとっても利益がもたらされるでしょう。どんなに高い代価を支払うことになっても、この事業は達成しなくてはならないのです。援助によって、私たちの努力が、こうした方向で、支援を受けられるものとして、国際協力機関との間に結ばれた協定が実行されてきました。

　私たちの国民の助けによって、エチオピアにあっては、いかなる人であっても、経済的理由から適切な治療を受けられないといったことがないようにすると、私たちは、すでに決めていました。そしてこの目標を実施する準備はすでにできているのです。

# 1. 序　文

　皇帝陛下に感謝と賛美を捧げよう、医学の創始者に。

　私たちが本書を著すのは、世界中の人々が身体のバランスを失っているからである。身体がバランスを保つのは、たくさんのスポークがある車輪がバランスを保つようなものだ。人体は、たくさんのスポークがある車輪なのだ。世界中の科学者や教授、医師は、誰一人としてどうやれば人体の調子を整えることができるのか、言い換えればバランスを保つことができるのかを知らない。そのために存在しているのは、臍に始まり、口にいたる、人体を統治する3つのリンパティック・システムのグループなのである。

(1) 右循環リンパティック・システム
(2) 左循環リンパティック・システム
(3) 消化リンパティック・システム

　この3つのグループによって、人体は、適切に成長することができる。人体は、子宮内にある時は、臍の緒を通じて養分を摂取し、母体から生まれると口から養分を摂取するようになる。

　バランスについて言うと、例えば妊娠中の母親が食物を食べた時に、食物が身体の右側を通過していったとすると、生まれてくる赤ん坊の心臓、左側の腎臓、あるいは左側の肺臓が悪くなる。もし、食物が母体の左側を通過していったとしても、同様のことが起こる。右側の腎臓あるいは右側の肺臓の悪い赤ん坊が生まれてくる。

なぜか？　それは、循環リンパ・システムは、カロリーや酵素を運搬したり、移動させたりしないからである。

　もし母親が、食物をまっすぐ飲み込んで、リンパ液の動きが、左右両側で起きなかったとしよう。この場合、赤ん坊は栄養不良になるか早産で生まれてくる。だから私たちは、世界中のすべての科学者や教授、医師に訴える。世界中の病院や大学で偉い教授たちや医師たちが見守る中で何千人もの人々が亡くなっていくという深刻な誤りは、生命の3つの川を注意深く観察することで防ぐことができるのだと。

　これまで長年にわたって、科学者や教授、医師たちは、人体の片側だけを何年もかけて治療してきた。彼らは、人体が片側だけでも機能する、ということを知らない。科学者や教授、医師たちは、血管システムを通じて身体を治療しようとするのをやめなければならない。血管システムを通じて身体を治療しようとすると、血管システム内の酸素を追い出してしまい、血管システムの循環が悪くなってしまうのだ。

　人体で起きる病気はすべて治すことができる。高血圧、糖尿病、関節炎、エイズ、鎌状赤血球、狼瘡、心臓病等々。人体の運搬役であるリンパティック・システムの根源を通して。血管システムは、活動の役割を担う。もし医師が、血管システムを運搬役として使おうとすると、血管システムは壊れてしまうだろう。医師は、患者に対して注射するのをやめ、経口投与による治療を開始しなければならない。人体の中のあらゆる細菌は、リンパティック・システムの中に潜んでいるのであるから、もし医師たちが、リンパティック・システムのことを理解すれば、難問を解決できるだろう。

科学者や教授、医師たちは、もういちど人体解剖図を見直し、臍に始まり口にいたるリンパティック・システムのグループの働きについて理解しなければならない。彼らは、人間の死体や動物を研究し、大学を出ると、優秀な外科医にはなるが、悪い医師となってしまう。なぜなら、人体には、4つの循環があるからだ。

　臍の緒を通じて養分を摂取する場合でも、口から飲食物を摂取する場合でも、それは必ず時計回りか、反時計回りのどちらかである。

　食物を食べる時、口の左右どちらか一方を使って噛んでいると、身体も、噛んでいる方と同じ一方だけが働く。口の両側を使って噛んでいれば、身体は一連の動きとなって働く。科学者や教授、医師たちに、病院にいる患者たち全員を調べ、水をコップ一杯飲んでもらい、水がまっすぐ臍まで達したかどうかを尋ねてもらいたい、というのは、このためである。もし臍の左側、あるいは右側にとどまっている、とする。その時、医師はその患者の身体のどちら側が機能しているかを判定することができるのだ。

　人間の80%は、水が通っていると感じる側で、ものを噛んでいる。

　オーウェン・"バガ"・フォレスターは、リンパティック・システムの治療法を知る世界でただ一人の人物である。

　皇帝陛下に感謝と賛美を捧げよう、医学の創始者に。

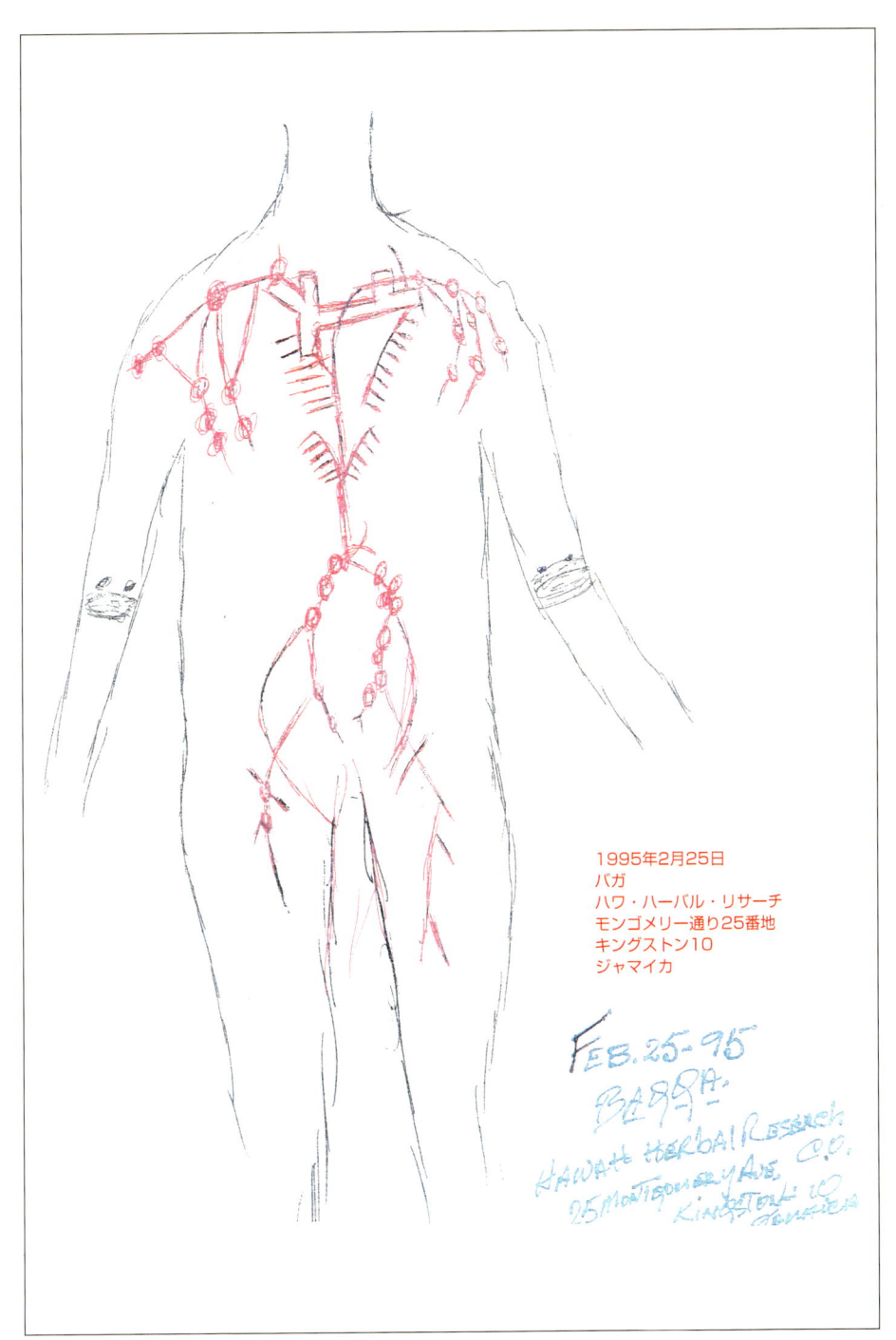

1995年2月25日
バガ
ハワ・ハーバル・リサーチ
モンゴメリー通り25番地
キングストン10
ジャマイカ

図4

## 2．リンパティック・システム序説

　ハイレ・セラシエⅠ世皇帝陛下に感謝と賛美を捧げよう。エチオピアの皇帝、王の中の王、ユダヤ支族の征服獅子王、全宇宙の光、医学の創始者。医学を創り出すことはできない、それはすでにあるのだから。

　人体は、空気と熱と水から、自分自身のための薬を創り出す。人体をつかさどっているリンパティック・システムには、3つのグループがある。

　(1) 右循環リンパティック・システム
　(2) 左循環リンパティック・システム
　(3) 消化リンパティック・システム

　父から母、母から子への生命線は、臍の中にある3つの静脈である。人体は、リンパ液（精液）の完全な実例である。赤ん坊は、生まれると、臍の緒、つまりは静脈を切られ、臍から養分を摂取するのをやめて、口から養分を摂取し始める。

　世界中の科学者や教授、医師たちは、誰一人として、3つの静脈の口への動きを理解していない。これこそ私たちが本書を著す理由である。あらゆる科学者や教授、医師たち、世界中の人々に、新たなる2000年の誕生を気づかせるために。

　科学者や教授、医師たちは、リンパティック・システムへの入り方を理解していない。彼らは、血管システムに誤った処置をして、システム

1970年12月28日

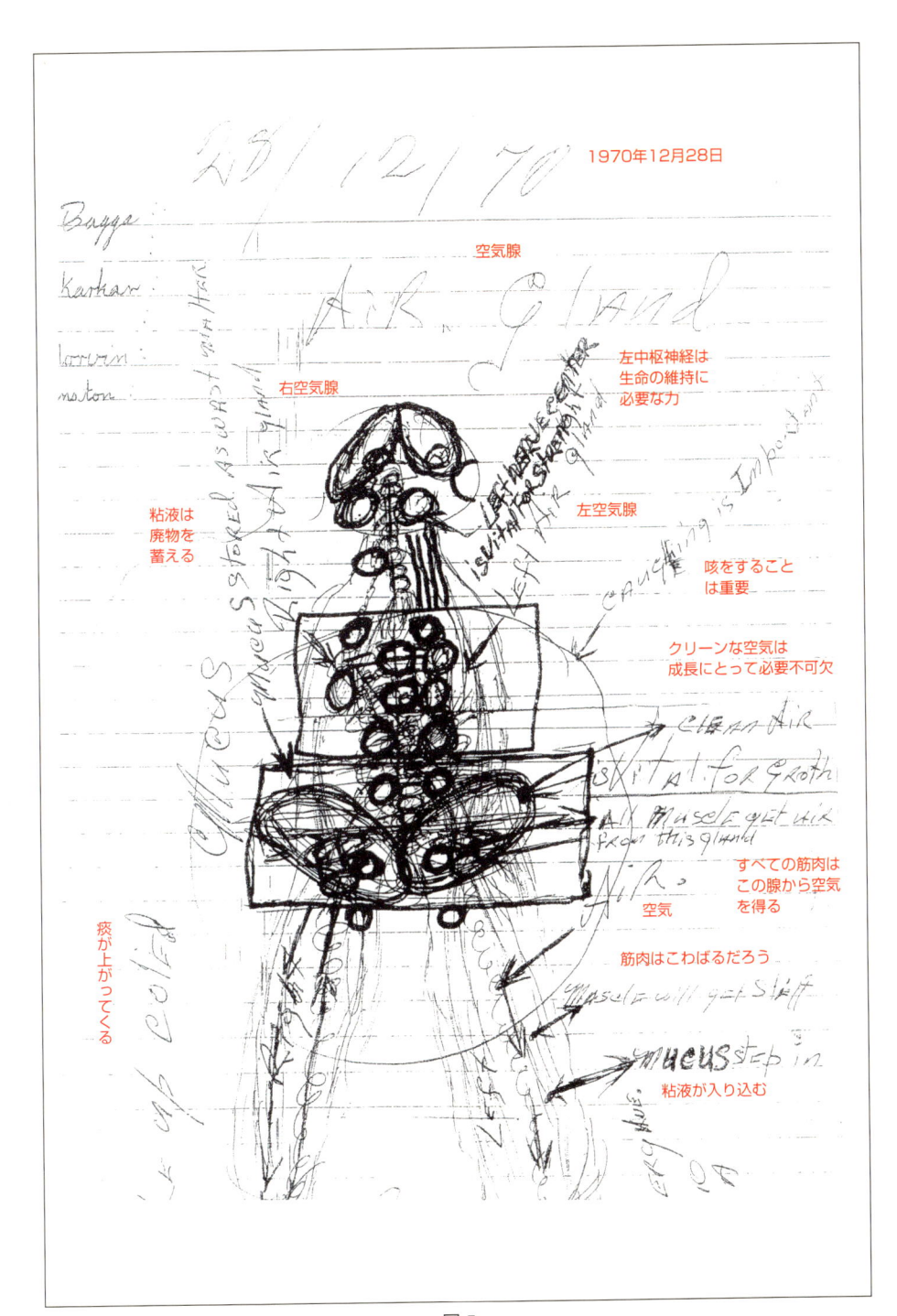

図5

内の酸素を追い出してしまい、その結果、関節炎、糖尿病、血液循環不全を引き起こすのである。

　世界中の科学者や教授、医師たちは、リンパ液がどのようにして左から右へと移動するのかを理解していない。なぜなら彼らは、血管システムにあまりにも長く時間を費やしてきたからである。彼らは、15年から20年もの間、人間の死体や動物を研究してはきたが、人体がどのように機能するのかは知らない。これが、腎臓や肝臓、前立腺や心臓の弁が悪くなったりする人がいる理由である。

　世界中の科学者や教授、医師たちは、これらの臓器が悪い理由を理解していない。これらの臓器が悪いのではなく、起きているのは酸素が臓器まで届いていないということなのだ。

　医師たちが、心臓の弁が悪いなどと言うのは、左右の循環システムが酸素を身体中に運ぶことはないと考えているためだ。

　私たちは、本書を導かれた皇帝陛下に感謝と賛美のすべてを捧げなければならないのだ。

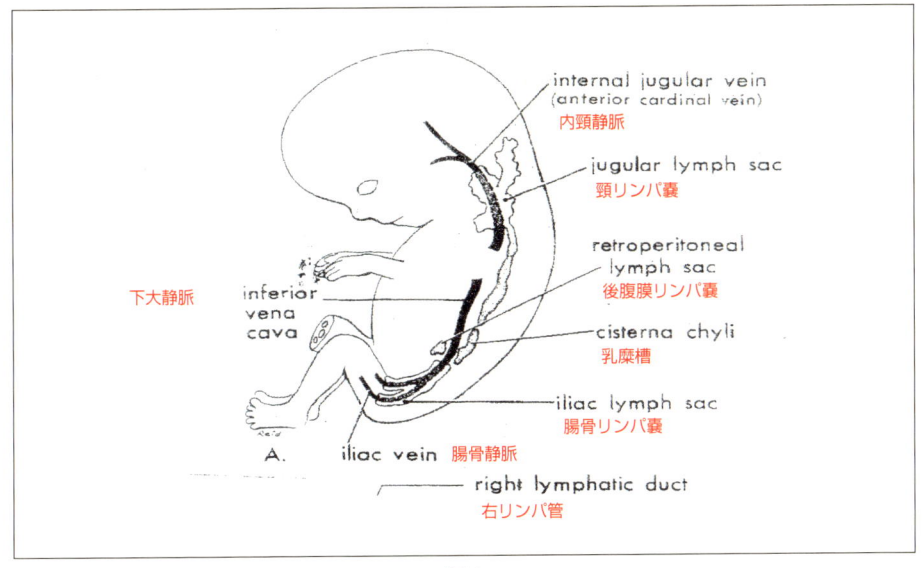

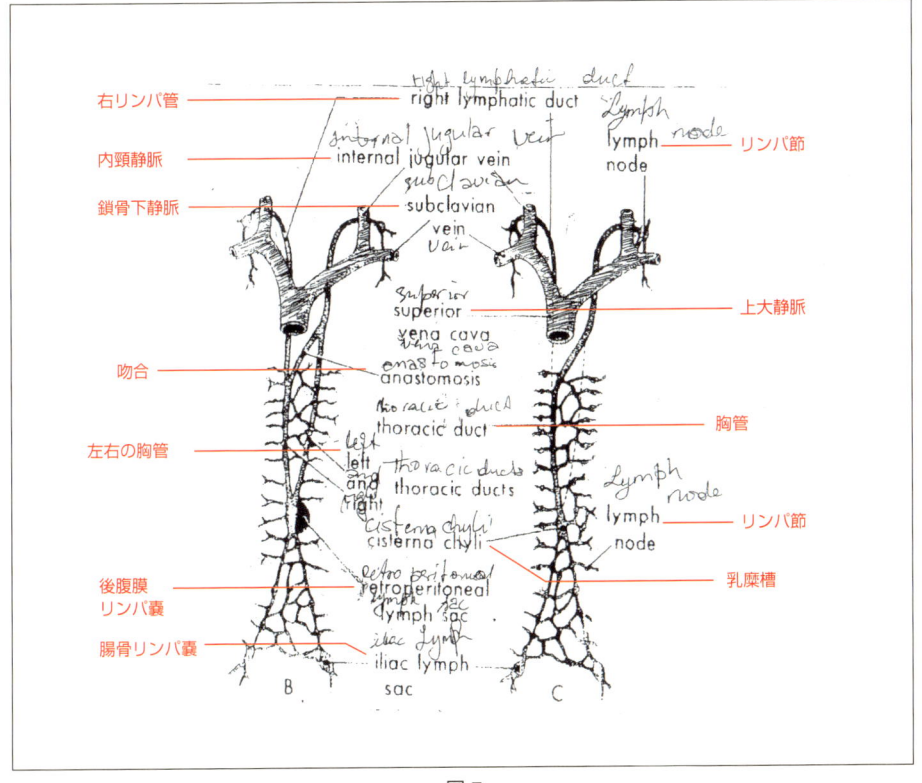

図6

図7

## a．リンパティック・システムとは何か？

　リンパティック・システムは、"生命の川"である。

　リンパティック・システムは、人体である。なぜなら、人体を創り出すのは、リンパ液（精液）だからである。それはまた同時に、人体が作動し続けるための機能上の流れでもある。

　右循環リンパティック・システム、左循環リンパティック・システム、消化リンパティック・システムが、3つの主要な流れであり、これらは男女の精液から作られる。人体は、子宮内にある時は、臍の緒を通じて養分を摂取し、母体から生まれると口から養分を摂取するようになる。

　口の中には、ちょうど臍に3つの静脈があるのと同じように、人体を維持している3つの主要な入り口がある。

　世界中の大学の科学者や教授、医師たちは、循環リンパティック・システムの入り口が、口の中にあるということを知らない（図8、9）。

図 8

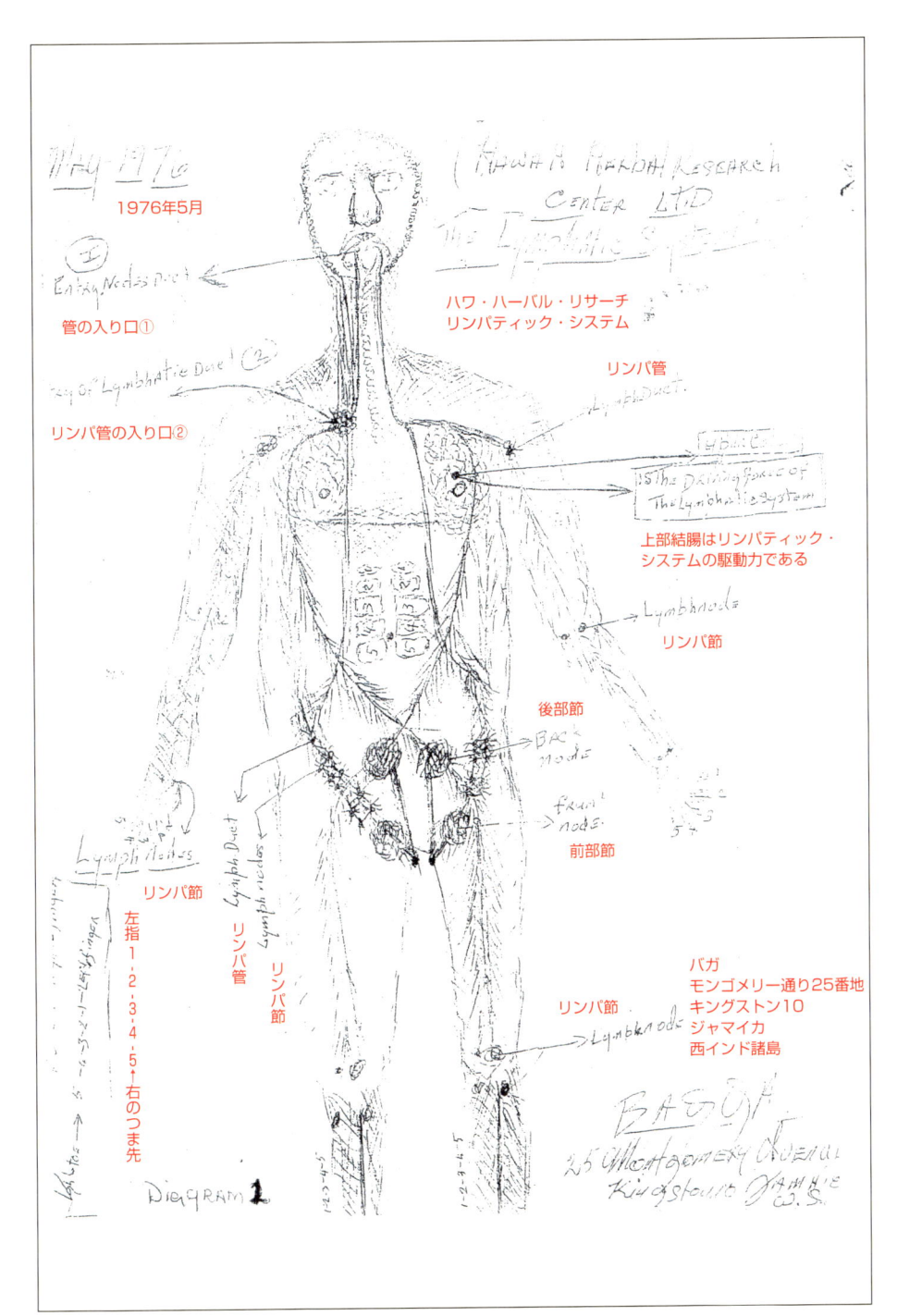

図9

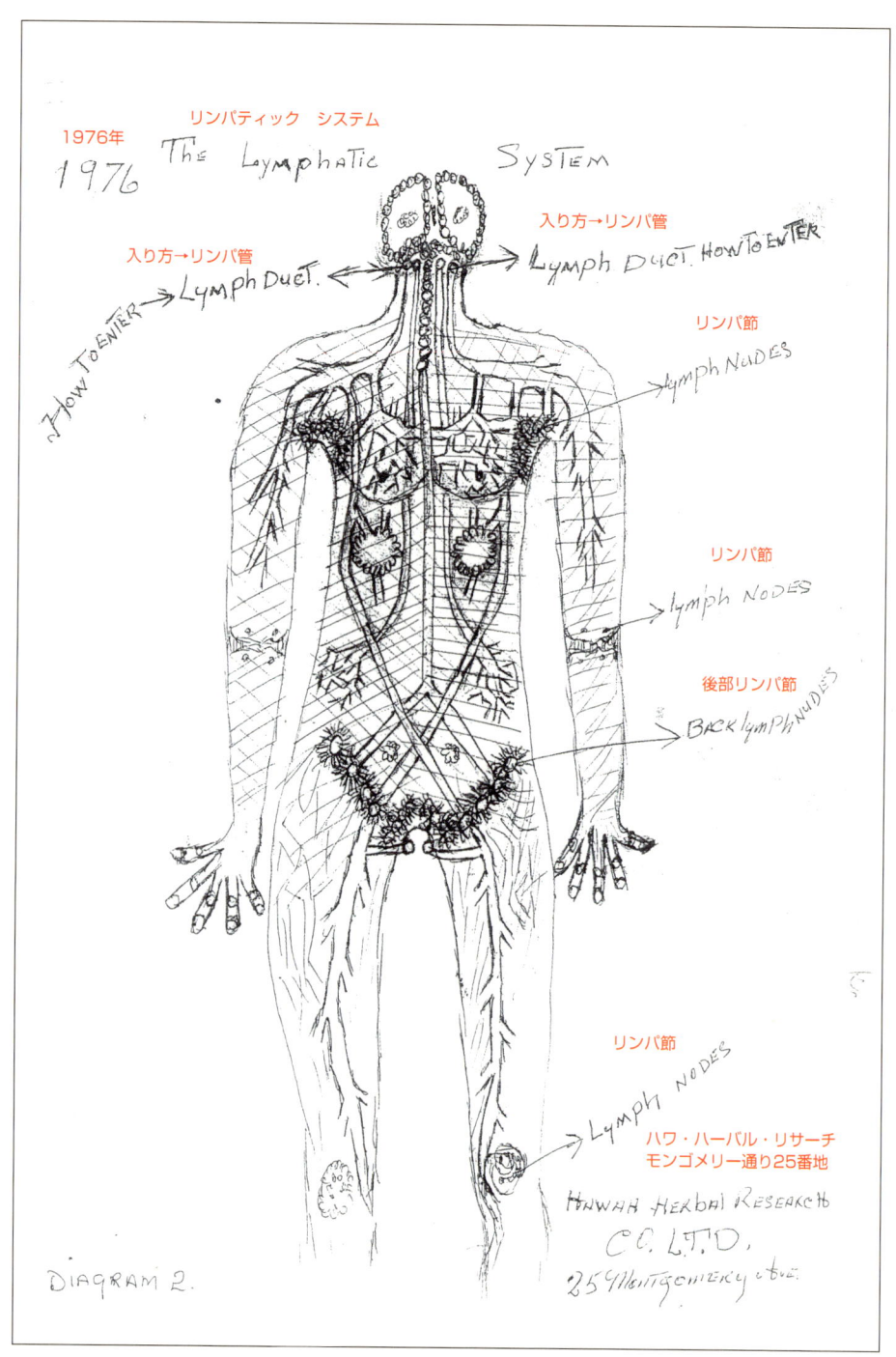

**b．9つの入り口**

　口から臍までの間には、9つの入り口がある。
　水を飲んだ時、水は胃の上部へと下がり、胸部の両側の乳房へと動き、胸部の両側の乳房の下へと下がり、臍の上に来て、両側の卵巣または前立腺へと動いていく。
　水は、臍を通って、下半身へと下がるのである（図10）。

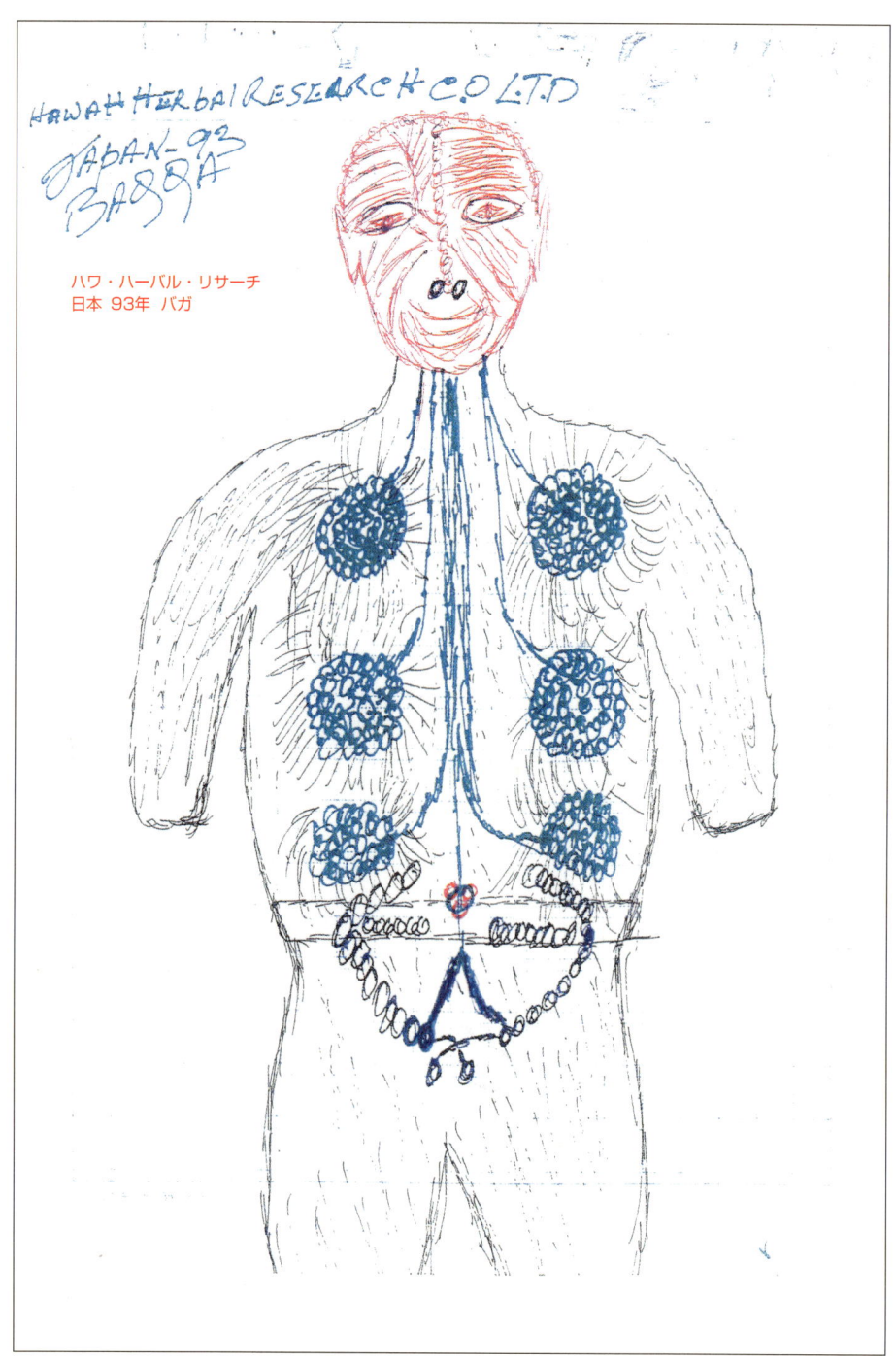

HAWAII HERBAI RESEARCH CO. LTD
JAPAN-93
BABBA

ハワ・ハーバル・リサーチ
日本 93年 バガ

図10

## c．リンパティックは運搬役

　世界中の人々のうち30％は、食物を咀嚼する時、右側で噛んでいる時間の方が長い。このため心臓の右側の弁や右側の腎臓、右側の前立腺の前後、右側の卵巣の前後が、障害を起こす。また胸部や乳房に腫れ物や瘤ができる原因にもなる。さらに高血圧、糖尿病、関節炎、鎌状赤血球、狼瘡、心臓病の原因にもなる（図11）。

　世界中の人々のうち30％は、食物を咀嚼する時、左側で噛んでいる時間の方が長い。このため心臓の左側の弁や左側の腎臓、左側の前立腺の前後、左側の卵巣の前後が、障害を起こす。また胸部や乳房に腫れ物や瘤ができる原因にもなる。さらに高血圧、糖尿病、関節炎、鎌状赤血球、狼瘡、心臓病の原因にもなる（図12）。

　なぜこうした問題が起きるかと言えば、人体は、左右どちらか一方だけでは全身に運搬できないようにできているからである。左右どちらか一方だけでは、全身を正常に機能させることはできない。

図11

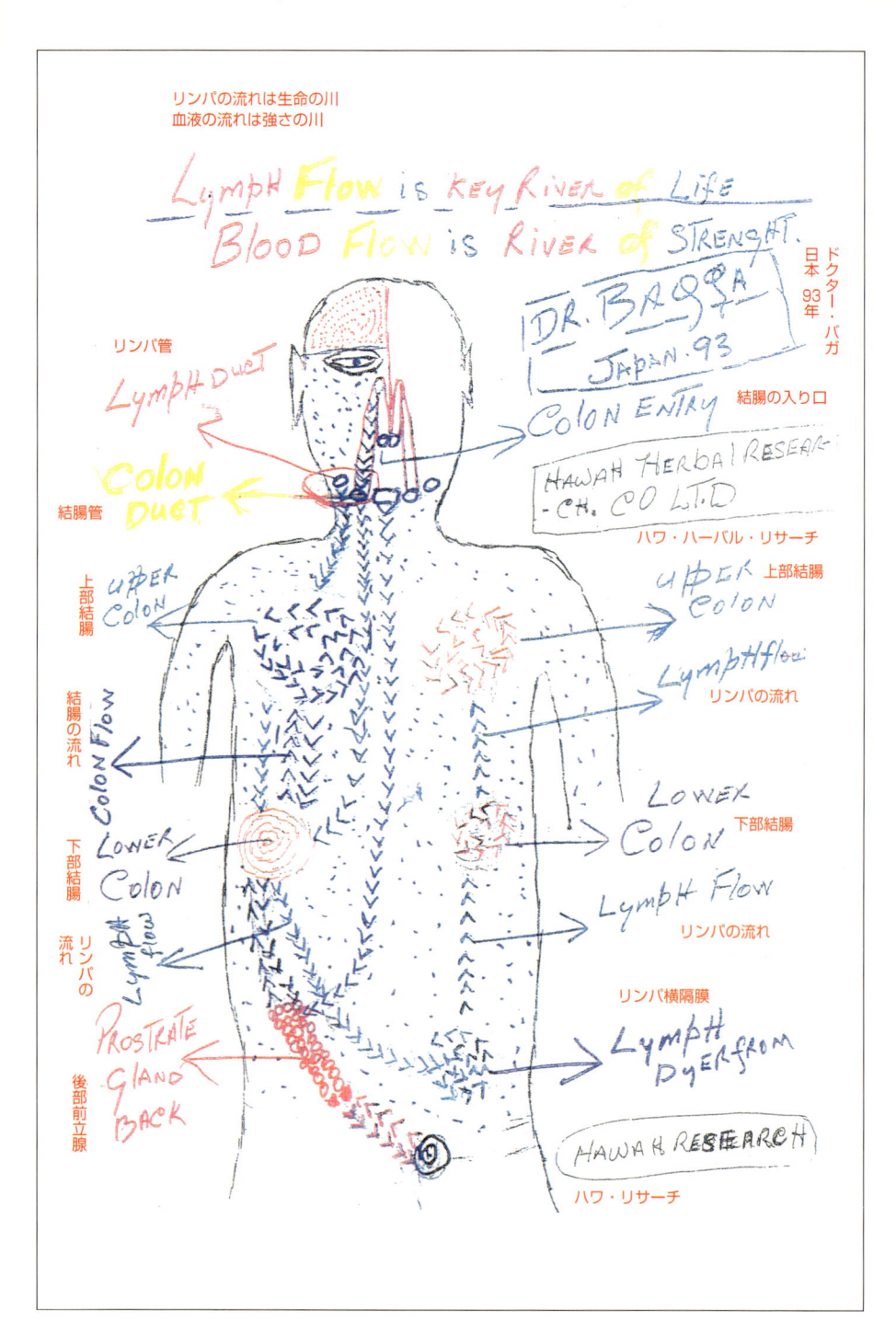

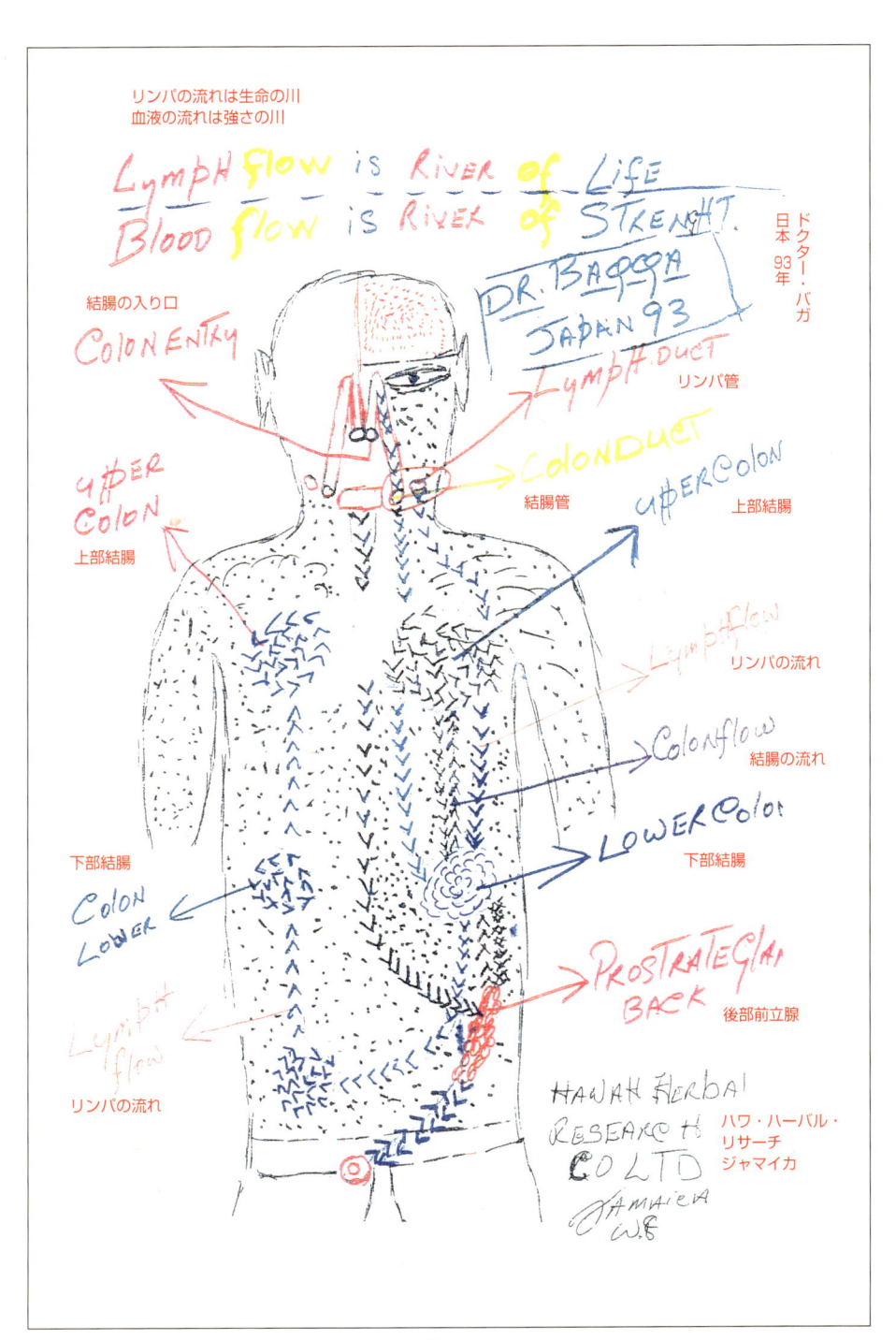

リンパの流れは生命の川
血液の流れは強さの川

Lymph flow is River of Life
Blood flow is River of Strenght.

DR. BAGGA
JAPAN 93

ドクター・バガ
日本 93年

結腸の入り口
COLON ENTRY

Lymph duct
リンパ管

UPER COLON
上部結腸

Colon Duct
結腸管

UPER COLON
上部結腸

Lymph flow
リンパの流れ

Colon flow
結腸の流れ

LOWER COLON
下部結腸

下部結腸
COLON LOWER

PROSTRATE GLAN BACK
後部前立腺

Lymph flow
リンパの流れ

HAWAH HERBAL
RESEARCH
CO LTD
JAMAICA
W.B

ハワ・ハーバル・
リサーチ
ジャマイカ

図12

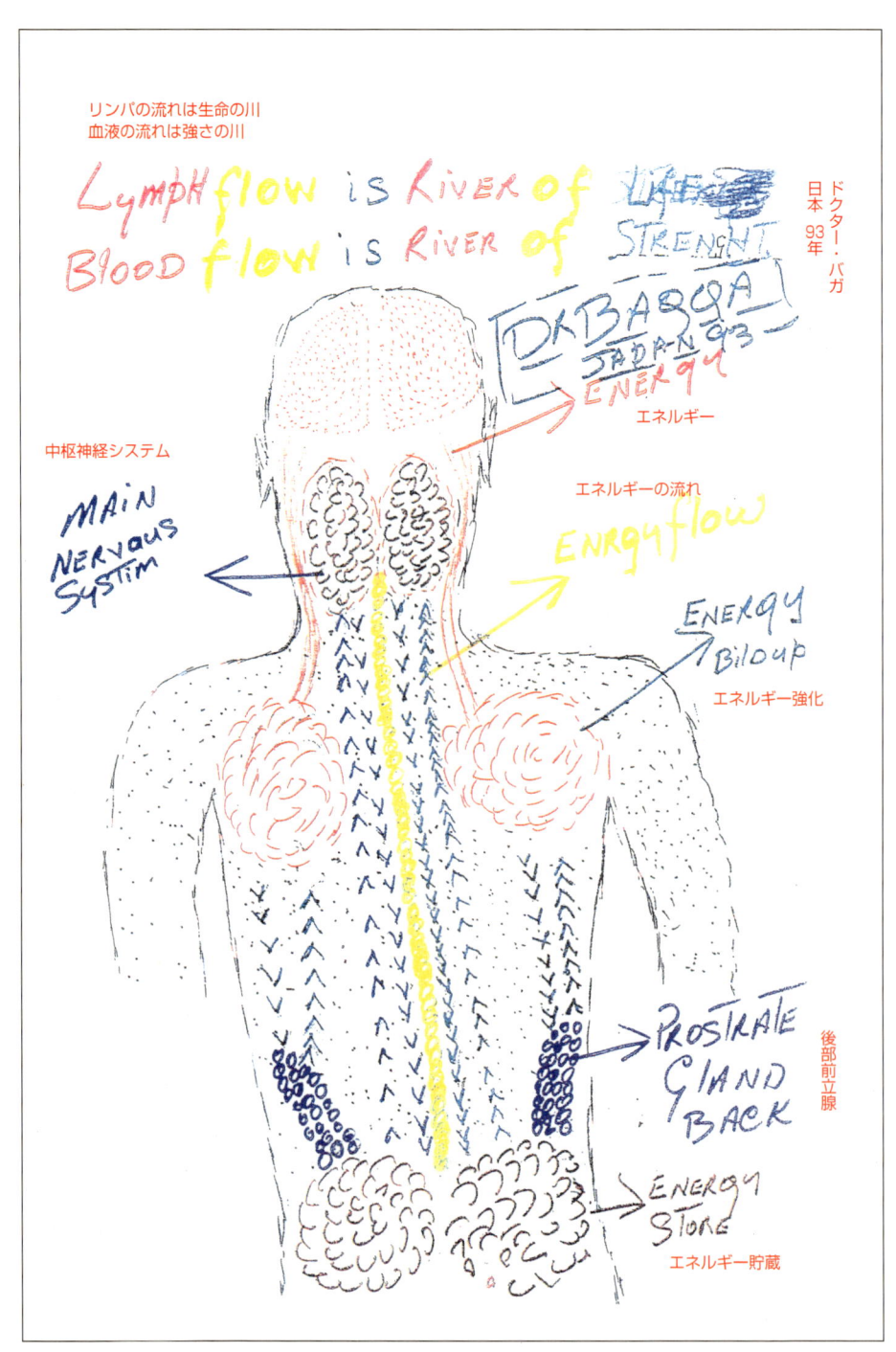

リンパの流れは生命の川
血液の流れは強さの川

Lymph flow is River of Life
Blood flow is River of Strenght

Dr BAROA
JAPAN 93
ENERGY

エネルギー

ドクター・バガ
日本 93年

中枢神経システム

MAIN NERVOUS SYSTIM

エネルギーの流れ

ENRGY flow

ENERGY BILDUP

エネルギー強化

PROSTRATE GLAND BACK

後部前立腺

ENERGY STORE

エネルギー貯蔵

図13

世界中の人々のうち5%は、食物を咀嚼する時、右側で噛み、身体の左側に飲み込んでいる（図14）。
　他方、世界中の人々のうち5%は、食物を咀嚼する時、左側で噛み、身体の右側に飲み込んでいる（図15）。

　世界中の人々のうち30%は、食物を咀嚼する時、両側で噛み、飲み込む時、食物はまっすぐに下りていき、左右へは動かない。これは障害の原因となり、場合によって肥満や体重不足の原因になる。消化システムの世界で鍵となるのは、適当なバランスである（図16）。

右で噛み、
左で飲み込む

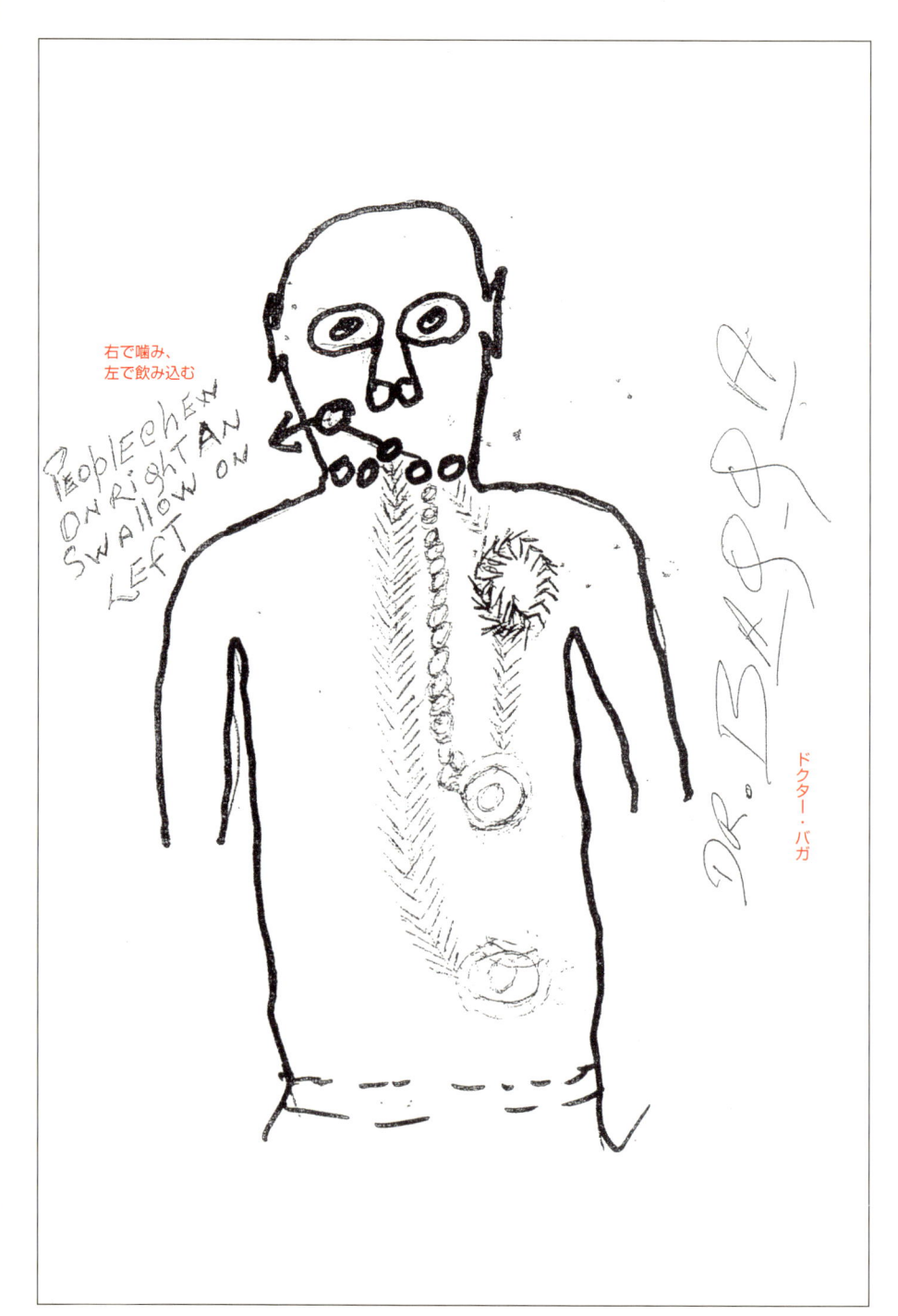

PEOPLE CHEW
ON RIGHT AN
SWALLOW ON
LEFT

DR. BAGGA

ドクター・バガ

図14

図15

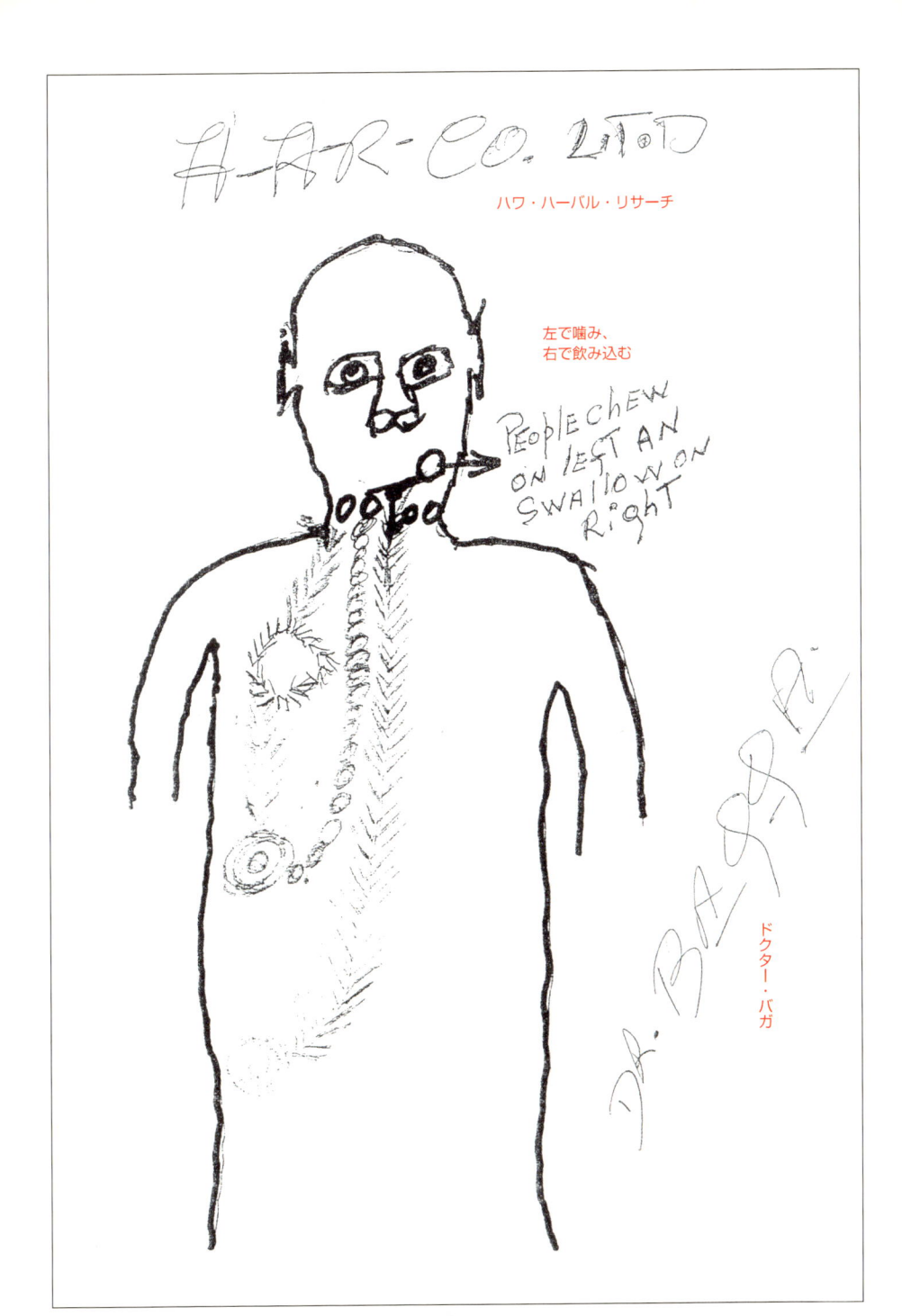

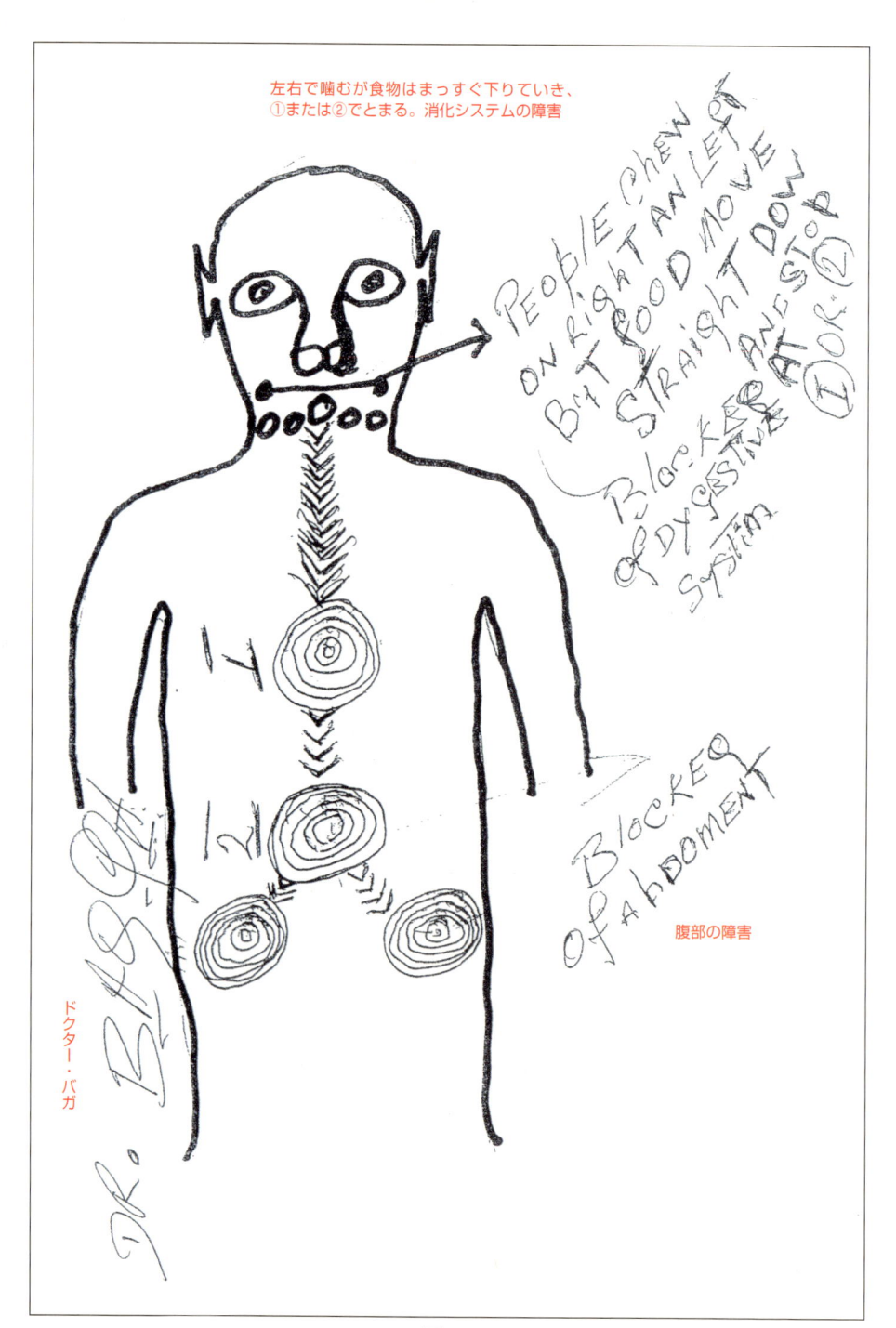

左右で噛むが食物はまっすぐ下りていき、
①または②でとまる。消化システムの障害

PEOPLE CHEW ON RIGHT AN LEFT BIT FOOD MOVE STRAIGHT DOWN BLOCKER AT AND STOP ①OR ② OF DYGESTIVE SYSTEM

BLOCKED OF ABDOMENT

腹部の障害

DR. BABGA

ドクター・バガ

図16

## 3. リンパティック・システムの障害となるもの

### a. 第1段階

　リンパティック・システムの障害は、妊娠期間中に起きることがある。もし妊婦が食べた食物が、身体の右側を移動していくようであれば、生まれてくる赤ん坊の心臓や左側の腎臓・肺臓が悪いことがある。同じことは、妊婦が食べた食物が、身体の左側を移動していった場合にも起きる。なぜなら、妊婦の3つのリンパティック・システムが働かなければ、赤ん坊は問題を抱えて生まれてくることになるからである。赤ん坊の2つのリンパティック・システムが成長していき、1つは取り残されるだろう。これは、システムの障害の原因になる。

### b. 第2段階

　赤ん坊が生まれ、授乳を始めたら、母親は、赤ん坊が両方の乳房から母乳を飲んでいるか、またまっすぐな姿勢で授乳しているかどうかを確認しなければならない。母乳が、赤ん坊の身体の両側に行きわたっているかどうかを、確かめるためである。母親は、授乳期間中、赤ん坊を注意して見守っていなくてはならない。母親は、赤ん坊がどのように育っていくか、2年間は見守ることになる。

### c. 第3段階

　口の左右どちらか一方だけで噛んでいることが原因で、リンパティック・システムの障害が起きる。食物を咀嚼する時、口の右側で噛み、身体の左側に飲み込む人々もいれば、口の左側で噛み、身体の右側に飲み込む人々もいる。また口の両側で噛み、まっすぐに飲み込む人々もいる。
　熱帯の国々で、動物性食品や炭水化物を摂取しすぎたりすると、リン

68年 / 空気腺と粘液の箇所

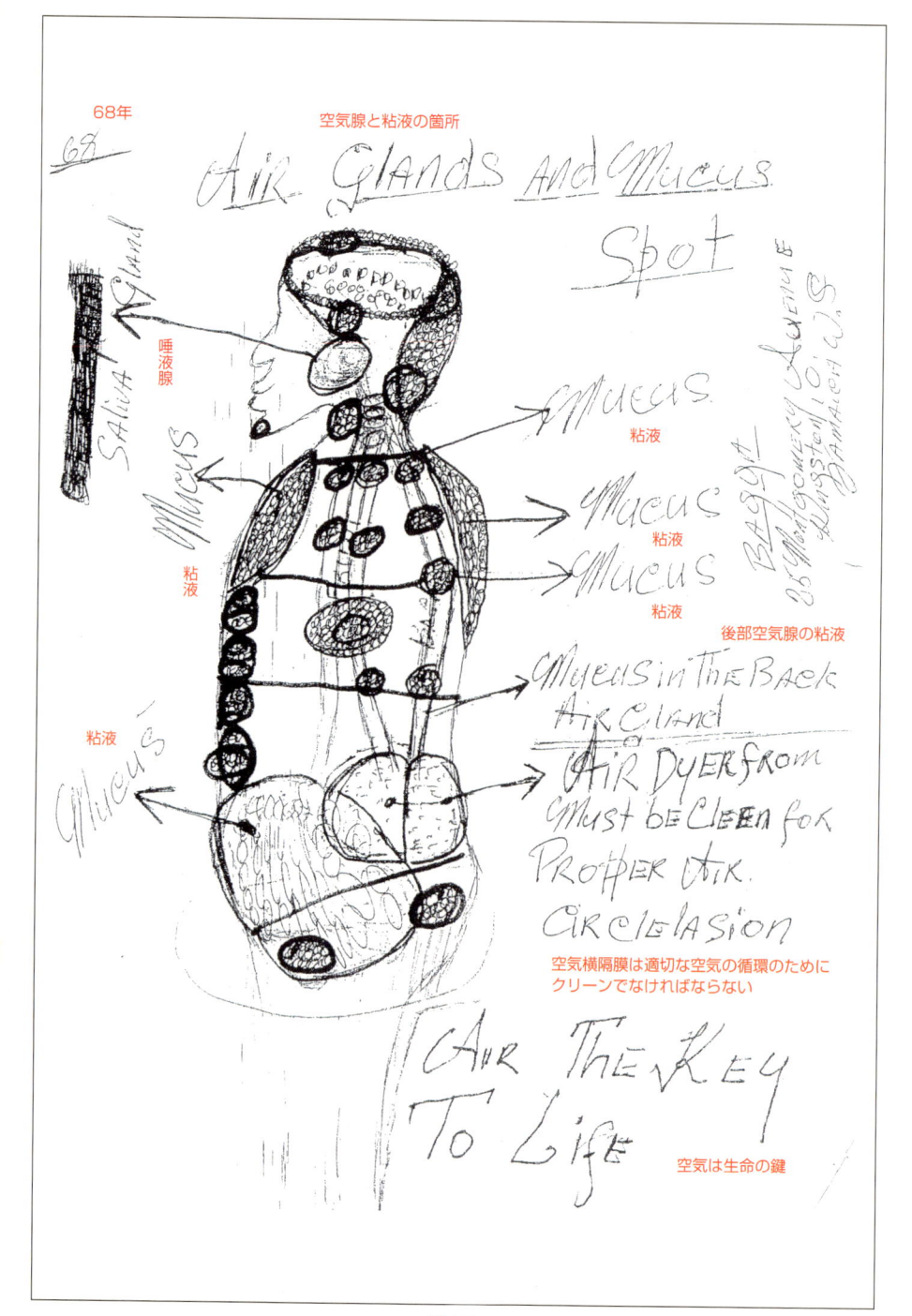

# Air Glands And Mucus Spot

- Saliva Gland — 唾液腺
- Mucus — 粘液
- Mucus — 粘液
- Mucus — 粘液
- Mucus — 粘液
- Mucus — 粘液
- 後部空気腺の粘液

Mucus in the back Air Gland

Air Dyerfrom must be cleen for propper air. circlelasion

空気横隔膜は適切な空気の循環のためにクリーンでなければならない

Air The Key To Life

空気は生命の鍵

BASQT
25 Montgomery Avenue
Kingston, L.O.
Jamaica W.S.

図17

パ節に障害を起こす原因となる。

### d．第4段階

身体の左右どちらか一方を強打されると、障害の原因になる。胸部の左右どちらか一方を強打されると、リンパ節が詰まったり、腫れたりする原因になる（図18）。

科学者や教授、医師たちは、妊婦が食物を正しく咀嚼しているかどうか、監視していなければならない。赤ん坊が生まれたら、母親が正しく授乳しているかどうか、監視していなければならない。また科学者や教授、医師たちは、妊娠の前後や妊娠中、母親がどこかを強く打ったりしたことがないかどうか、常に注意を払っていなければならない。

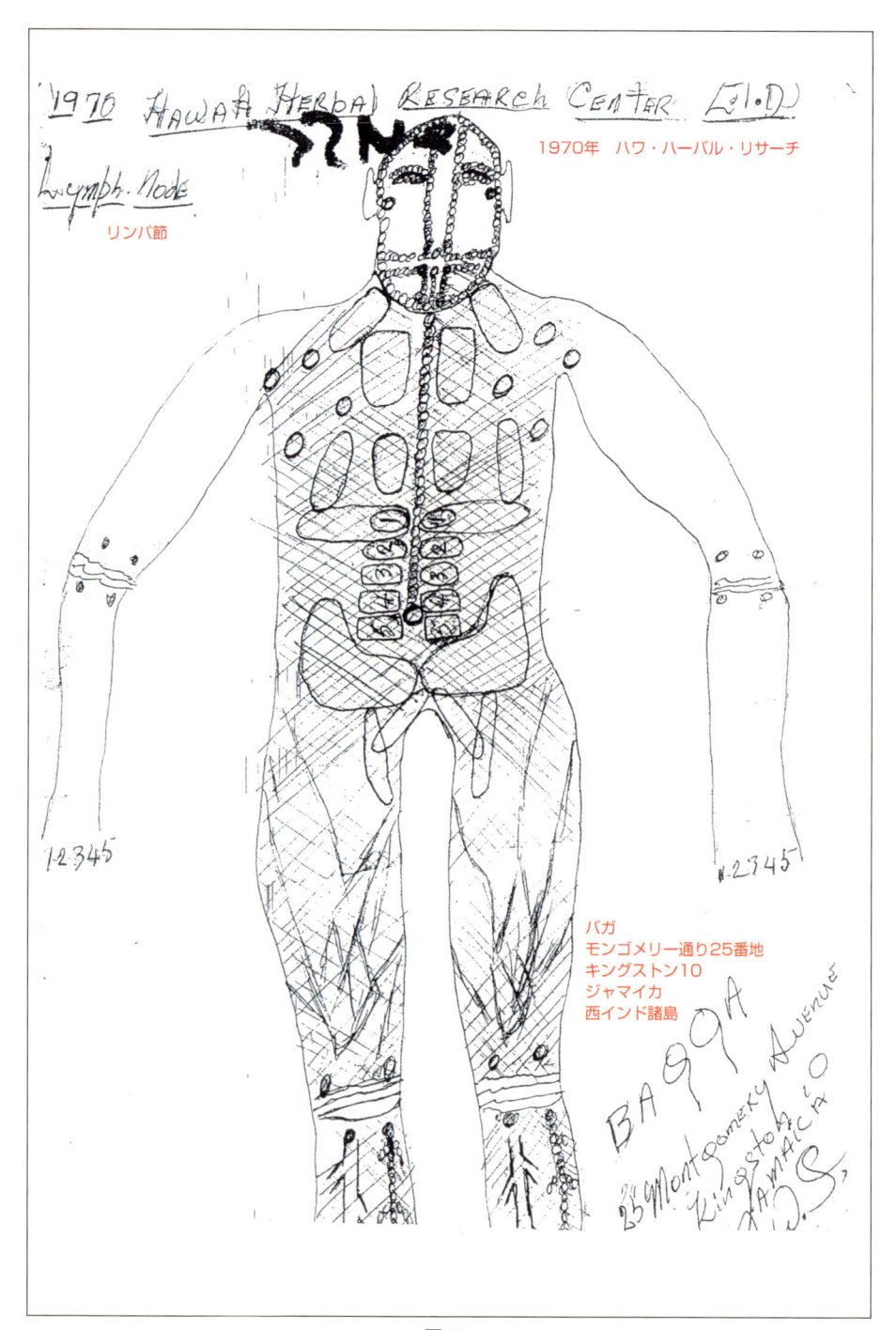

1970年　ハワ・ハーバル・リサーチ

リンパ節

バガ
モンゴメリー通り25番地
キングストン10
ジャマイカ
西インド諸島

図18

## 4．リンパ節

　リンパ節は、酸素をあちらからこちらへと運び、またリンパ液を全身に行きわたらせもする。リンパ節は、身体全体に分布しており、分配役である。リンパティックが機能しなくなってしまうと酸素は全身に行きわたらなくなってしまう。リンパティック・システムは、運搬役であり、血管とは異なる働きをするのである。

　血管システムは、活動の役割を担い、全身に血液を供給する。リンパティック・システムは、生命の川である。血液は、強さの川であり、水と空気も、原子や窒素、エネルギーを運ぶがゆえに、薬そのものである。なぜなら医学は創り出すものではなく、すでにあるものだから。

## 皇帝陛下の演説　——心と手——

　学問的な知識と技術教育を組み合わせれば、大いに満足すべき結果が得られ、自立した個人を生み出すことができるでしょう。天然素材をきれいで価値のある品物に変えていくのは、心と手を使いながらです。

　肉体労働がさげすまれていた時代はすでに終わりを告げ、今や私たちは、肉体労働が、当の労働者にとってだけではなく、すべての人々にとって、誇りと喜びの源になるという時代に立ち会っているのです。

　罪悪や貧困、そして不満が頭をもたげるとすれば、それは他でもない、ただ怠慢だからなのです。したがって、この技術高等学校に入学した生徒はみんな、技術教育は祖国の発展と繁栄のための重要な武器であることを心に刻みつつ、大いに奮起し、自分たちだけでなく、後に続く後輩たちのためにも勤勉にかつ熱心に学業に励まなければならないのです。

## 5．バガを見習って

オーヴィル・オーウェン、1986年の記事より

ドレッドの長老、"バガ"——ラスタファリアン・植物学者で、がんの治療法を発見したと主張している——のことは以前から聞いていたので、ジャマイカを訪れる時にはぜひ会おうと決心していた。

通常、そのような長老の居場所を市街地で探し当てることは簡単ではない。しかし、このオーウェン・"バガ"・フォレスターを知る者は多く、彼を見つけることは難しいことではなかった。きっと真の植物学者の伝統として丘の上にでも住んでいるのだろうと想像していたが、実際に彼に会ったのは、キングストンのハーフウェイ・ツリーの近くの彼の家であった。

バガは小柄で、35歳位に見えるが、実は50歳に届こうとしている。彼は薬草の調査に30年以上を費やしており、時には彼自身が実験台になってさまざまな薬草を試した。

そこで私はがんの治療について尋ねてみた。
「がん、糖尿病、関節炎、高血圧、これらは私にとってはまったく問題になりません。今はエイズの治療法を探しているところです」と彼は事実として説明してくれた。

彼は私に腰掛けるよう指示すると、チャリスに火を付け、話を続けた。
「人は長生きすることができるでしょう、しかし、創造を妨げることで、

自分自身で死や破滅をもたらしてしまっているのです」
「全ての病気の形式は、血液と関連があります。血液をクリーンで純粋な状態に保てば、病気は身体に入り込むことはできません。私の治療法では、鉄やビタミンのレベルを強化する薬草の強壮剤で血液を治療し、身体の免疫システムによって自然に病気を処置できるのです。有害な細菌は大便・尿などの排泄物として身体から通り過ぎていくのです」

科学的な思考をする人にとっては、資料や統計がないのでこの説は非常識なものだ、として払いのけるのは非常に簡単であろう。それにもかかわらず、この長老は、様々な病気を完全に治してきたと主張している。病気とは例えばがん、関節炎、壊疽、鎌状赤血球、インポテンツ、肝機能障害、糖尿病、各種の胃の不調などだ。

アメリカやイギリスのがん研究所では、バガの業績、特に、一般的にはアロエ・ベラとしてよく知られているシンクロバイブルという植物に関する業績について、大きな興味を示している。彼らはこれまで、バガの来訪を懇願してきた。

バガは、チャリスをもう一服吸うと、膨らんだ鼻孔から力強く煙を吐き出し、さらに続けた。
「私がいまだに全貌を明かしていない理由は、私自身の薬草の仕事を登録中であることと、論文がまだ完成していないからなのです。自分の処方をあきらめたわけではありませんし、人を利用することなど考えてもいません」

彼は、外国で事業をすることより先に、むしろ国内で正式に登録され

るのを待っており、その後ロンドンのがん研究所の招待を受ける計画でいる。

「もし、外国の研究機関が積極的に薬草の調査や研究をするのであれば、まずはジャマイカに拠点を構えなければならず、それが人々の利益になります。私たちに必要なのは、"ピープル・プログラム"です。一般の人には、高い治療費を払うだけの余裕がないのです」

　悲しいことだが、これがジャマイカの現状である。医師によっては、先払いしない患者は診ようともしないという。薬代、治療費、その他医療関係の費用は、天文学的数字になっている。

　多くの人が、かかりつけの医師があきらめた後にバガのところにやって来る。そして彼はその多くを治してしまうのである。ある若い男性はオートバイ事故で足に重傷を負い、壊疽が足に広がっていた。かかりつけの医師は、もはや切断しかないと忠告していた。

　若者がバガを尋ねると、足の患部に薬草の湿布を当て、定期的に強壮剤を服用させた。3ヶ月後、男性は普通に両足で歩けるようになった。壊疽は完全になくなっていた。

　また別の患者の少女は、白血病で幼い頃から鎌状赤血球を併発していた。彼女はあと1年以内の命と宣告されていたが、バガの薬草による治療を受け、数年経った今も元気で健康的な生活を送っている。

　これらはほんの2例に過ぎない。しかし、現代医学では救うことがで

きなかった多くの患者が、バガの治療によって救われている。

　このラスタファリアンの長老は、地元の医療関係者がいかに人々に対して援助せず搾取しているかということを公然と批判している。医師たちはバガの業績について聞いてはいるものの、バガの真実性について無視を続けている。しかし、この態度は理解できなくもない。なぜなら、医師たちはこれまで医学の資格を取るため膨大な時間と金を費やしてきたのに、"無資格のブッシュ・ドクター"のような者によって舞台の奥に追いやられてしまっては、彼らも面白くないのである。おそらく、これからバガが国際的に認知されていけば、彼らの態度も変わっていくのではないだろうか。

　　　（オーヴィル・オーウェン：ロンドン・ワルサムフォレスト、オスカー上級教官）

## 6．オーウェン・"バガ"・フォレスターとのインタビュー

Q：どこの学校に通っていたのですか？
A：私は、ジョーンズ・タウン初級学校とかつてのキングストン上級学校（現在のキングストン中学校）に通いました。

Q：どのようにして医療に関わるようになったのですか？
A：医療に興味を持つようになったのは、学校生活からです。私は13歳で学校を離れ、ルーカス・ハウスに行って、電池の修理の仕方を教わりました。それからセント・エリザベスのアルパートというところの電力会社に就職し、そこに数年いました。しかし、私の本当の興味は医療にあり、やがてアルパートからセント・キャサリンのスライゴビルの丘陵地帯に移り、そこで6年間、植物や薬草について勉強したのです。

Q：どのようにして、薬草の効能を知ったのですか？
A：私は、自分自身で試しました。薬草を採集しては、それをすりつぶし、さらに濾過して点鼻薬として試したものです。頭をひねって、その薬草がどんな風に作用し、どんな効き目が生じるのかを見極めたものでした。毒を服用してしまったことも何度かありますが、私は治療薬を持っていました。低木を食べていた時期には、それ以外の食物は口にしませんでした。なぜなら私自身が実験台になっていたのですから。

Q：あなたは、リンパティック・スペシャリストですか？
A：もちろん！　私が"発見"した循環リンパティック・システムの重

要性について、医学界が十分な注意を払わないことに、私は大変失望しています。

私は、ようやくのことで　循環リンパティック・システムを発見しました。リンパティック・システムには3つのグループがあります。

(1)　右循環リンパティック・システム
(2)　左循環リンパティック・システム
(3)　消化リンパティック・システム

医師たちは、循環リンパティック・システムについて何も知りません。だから、人間の腎臓を移植してみたり、女性の卵巣を摘出してみたり、心臓のバイパス手術をしてみたり、前立腺の手術をしてみたりするのです。医師たちは、自然治癒を可能にする循環リンパティック・システムについて、何も知らないのです。

Q：どのような病気の人々が、あなたのところへやってくるのですか？
A：考えつくほとんどすべての病気です。がん、HIV、発作、糖尿病、関節炎、ぜんそく、インポテンツ、狼瘡、白血病。卵巣を摘出しなければならないと医師から言われた患者も大勢います。何年にもわたって、一流の芸能人やプロフットボール選手がやってきています。キングストン技術高等学校やマンニングス・カップ・チームでも医療活動をしています。

Q：ちょうど日本から帰られたところだと伺いましたが？
A：その通り！　私は、何度も外国に出かけています。医学界の権威たちの質問に答えるためです。その中にはイギリスのオクスフォード

大学の教授たちから、私の発見に関して、地元の薬草と薬を使って実験してみるよう求められたような例もあります。私の研究成果に関して討論するために出かけた外国も相当数あります。イギリス、ドイツ、スイス、フランスなどで、日本には1989年以降3回出かけています。

Q：私たちに、何か助言をいただけますか？
A：世界中の誰もがより健康であるためには、身体のバランスが必要です。男性であれ女性であれ、誰もが、体内のでんぷんを消化するために、毎日欠かさず約6オンスのビターズを飲む必要があります。がんの主な原因は、ガスと痰です。病気と闘うためには、ビターズのような、自然界にある鉄を生み出す食物を摂取して、身体システムを作り上げなければなりません。

# 7．リンパティック・システムの機能不全
―― 免疫機能不全におけるリンパの流れという考え方 ――

オーウェン・"バガ"・フォレスター
医学博士 ロナルド・W・ディヴィッドソンによる解説

## 免疫システムに関する事実
A．免疫システムには、酸素を運搬する能力がなければならない。
（1）鬱血して、感染したり外傷ができた身体の部分への血行が停まってしまった時に患部を流れることができる液体はリンパだけである。その時、酸素も運ぶようなことがあってはならないのだろうか？
B．リンパ腺には、まるで自分で動くような弁のついた導管があり、解剖学上の構造と結びついて生理的な機能を果たしているのである。その例として、以下を挙げる。
（1）食道には、ものを飲み込む時に開くようになっている導管があり、これによって流動物（この場合、水や流動食）が入ってくることができる。
（2）逆に飲み込んでいない時には、食道のリンパの導管の弁は閉じており、頸部の導管の弁が開いている。診断の方法は、こうした現象を基にしている。（"エネルギーの流れていく道筋を感じる"というのは、実際には頸静脈の流れ落ちていくのを感じている可能性がある）

"チャリス"は、身体が自然に咳をすることによってリンパティック・システムを適切にクリーンにするための唯一の器具である。

流れというものの1つの例として、磁気の流れが挙げられる。メッセ

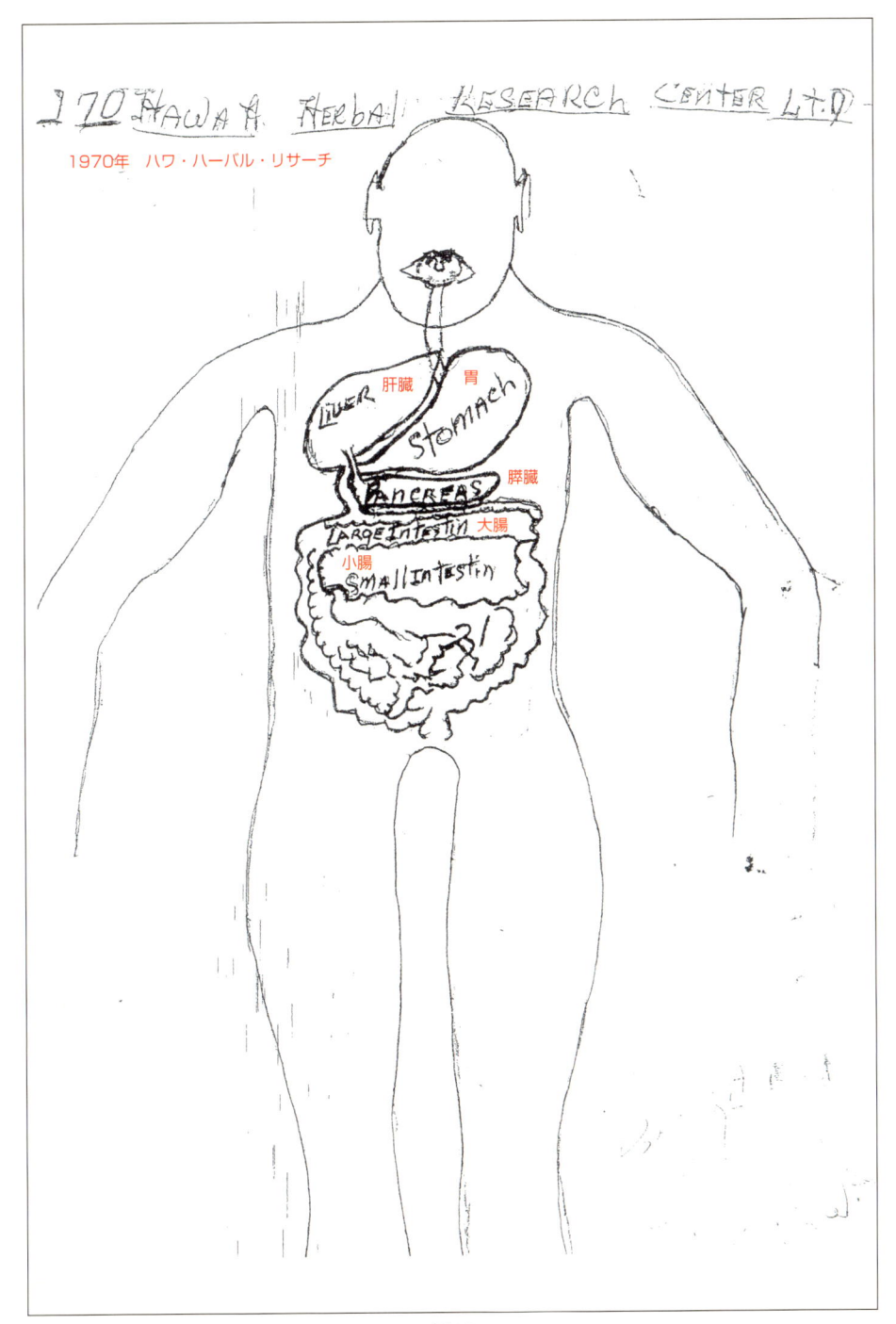

1970 HAWAII HERBAL RESEARCH CENTER L.T.D

1970年　ハワ・ハーバル・リサーチ

LIVER　肝臓
胃
Stomach
PANCREAS　膵臓
Large Intestin　大腸
小腸　Small Intestin

図19

ージの伝達とは、中が水で一杯になっている庭のホースのようなものだ。水が送り込まれると、分子は、前の分子を押し出し、その結果、水の流れは外に向かって流れ出す。これは電気の流れに似ている。電線は、すでに電気を帯びている。電流が流れると、分子が前にと押し出される。リンパの流れにも、さまざまな回路を持つ磁気の流れと同じ条件がある。

**基本原則**
　地球から身体というものができて以来、新たな身体などありはしない。新たな様式などありはしない。

## 皇帝陛下の演説 ——人間の可能性——

　近年、私たちは、私たちの大陸"アフリカ"での経済面での豊かさや、私たち自身にとっての利益、また開拓と開発によってもたらされる世界の利益などについて、よく耳にします。しかし私たちは、ここに、もう一つの無視してはならない潜在的な富の源泉を持っています。
　私たちの子どもたちが知識という道具に恵まれ、教育によって引き出された技能を身につけることができた結果として、私たちや世界に自らもたらされる利益のことです。この子どもたちは、これらの道具や技能の助けを借りて、一人一人が、自分たちの知的、道徳的、文化的な面での発達程度を自覚し、そうすることで社会の一員として、私たちの人類文明建設に、立派に貢献することができるようになるのです。
　人間には、学習し、知恵を手に入れることへの欲求が生まれながらにあり、またそうする能力も生まれながらに備わっています。私たちの国民のこの希求を激励し、教え導くことは、指導者の任務なのです。
　ユネスコの調査研究を見ると、アフリカの人々にあっては、必要としているものと達成したものが、それぞれの国民ごとに独特で、各国の発展の仕方によって条件づけられている地理的、経済的、歴史的、文化的事情の違いのために多様ではあるけれども、共通に分かち持っている要素もたくさんあります。
　アフリカの異なる地域ごとに存在する問題を研究し、正しく理解するとともに、相互援助と私たちの努力に対して純粋に手助けしようという人々の援助を仰ぎながら、協力の精神で、こうした問題を共同で克服しようとすることは、結果として私たちの利益になるのです。

## リンパティック・システムの誕生

2004年10月21日　初版発行

| | |
|---|---|
| 監 修 者 | オーウェン・"バガ"・フォレスター |
| 著　　者 | ロスクスリー・ビーニー・ゲイル |
| 訳　　者 | 鈴木　功次郎 |
| 装　　幀 | 谷元　将泰 |
| 発 行 者 | 高橋　秀和 |
| 発 行 所 | 今日の話題社 |
| | 東京都品川区上大崎2-13-35 ニューフジビル2F |
| | TEL 03-3442-9205　FAX 03-3444-9439 |
| 印　　刷 | トミナガ |
| 製　　本 | 難波製本 |
| 用　　紙 | 富士川洋紙店 |

ISBN4-87565-548-7 C0039